臨床工学テキスト

Information security for medical device operation and management

医療機器運用管理のための情報セキュリティ

土肥健純／佐々木良一／肥田泰幸 監修

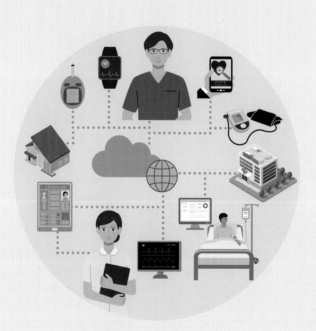

TDU 東京電機大学出版局

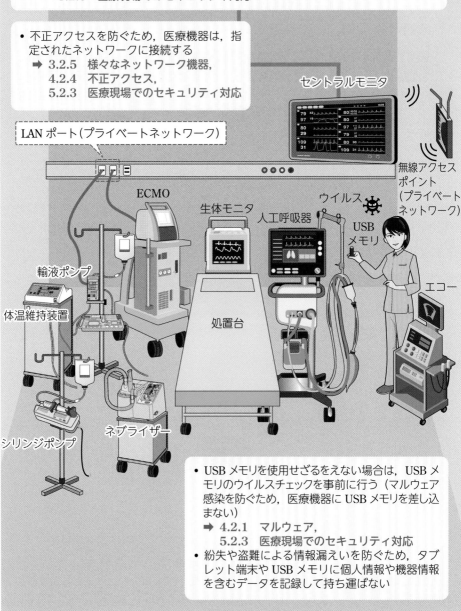

- 無線アクセスポイントに接続する場合は，無線アクセスポイントに設定されたネットワークセグメントの状況を理解する
  - ➡ 3.2.1　ネットワーク方式，
    4.2.4　不正アクセス，
    5.2.3　医療現場でのセキュリティ対応

- 不正アクセスを防ぐため，医療機器は，指定されたネットワークに接続する
  - ➡ 3.2.5　様々なネットワーク機器，
    4.2.4　不正アクセス，
    5.2.3　医療現場でのセキュリティ対応

セントラルモニタ

LAN ポート（プライベートネットワーク）

無線アクセスポイント（プライベートネットワーク）

ECMO

生体モニタ

人工呼吸器

ウイルス

USB メモリ

輸液ポンプ

体温維持装置

処置台

エコー

シリンジポンプ

ネブライザー

- USB メモリを使用せざるをえない場合は，USB メモリのウイルスチェックを事前に行う（マルウェア感染を防ぐため，医療機器に USB メモリを差し込まない）
  - ➡ 4.2.1　マルウェア，
    5.2.3　医療現場でのセキュリティ対応
- 紛失や盗難による情報漏えいを防ぐため，タブレット端末や USB メモリに個人情報や機器情報を含むデータを記録して持ち運ばない

口絵 1（図 2.1）　検査室，集中治療室，手術室などでの業務におけるセキュリティチェックポイント

- 無線アクセスポイントに接続する場合は，無線アクセスポイントに設定されたネットワークセグメントの状況を理解する
  - ➡ 3.2.1　ネットワーク方式，
    4.2.4　不正アクセス，
    5.2.3　医療現場でのセキュリティ対応

- 医療機器は指定されたネットワークに接続する
  - ➡ 3.2.5　様々なネットワーク機器，
    4.2.4　不正アクセス，
    5.2.3　医療現場でのセキュリティ対応

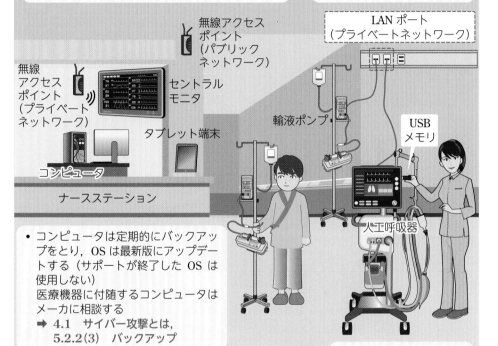

LANポート
（プライベートネットワーク）

無線アクセスポイント
（パブリックネットワーク）

無線アクセスポイント
（プライベートネットワーク）

セントラルモニタ

タブレット端末

コンピュータ

ナースステーション

輸液ポンプ

USBメモリ

人工呼吸器

- コンピュータは定期的にバックアップをとり，OSは最新版にアップデートする（サポートが終了したOSは使用しない）
  医療機器に付随するコンピュータはメーカに相談する
  - ➡ 4.1　サイバー攻撃とは，
    5.2.2 (3)　バックアップ

- 不正アクセスと情報漏えいを防ぐために，タブレット端末を置き忘れない対策，および置き忘れた場合の対策（画面の自動ロックなど）を行う
  - ➡ 4.2.4　不正アクセス，
    5.2.1 (2)　認証

- 無線アクセスポイントに接続された医療機器やタブレット端末は，指定されたネットワークに接続する（パブリックネットワークには接続しない）
  - ➡ 3.2.5　様々なネットワーク機器，
    4.2.4　不正アクセス，
    5.2.3　医療現場でのセキュリティ対応

- USBメモリを使用せざるをえない場合は，USBメモリのウイルスチェックを事前に行う（マルウェア感染を防ぐため，医療機器にUSBメモリを差し込まない）
  - ➡ 4.2.1　マルウェア，
    5.2.3　医療現場でのセキュリティ対応
- 情報漏えいを防ぐため，タブレット端末やUSBメモリで機器情報や患者情報を持ち運ばない

口絵2（図2.2）　医療機器中央管理室，病室などでの業務におけるセキュリティチェックポイント

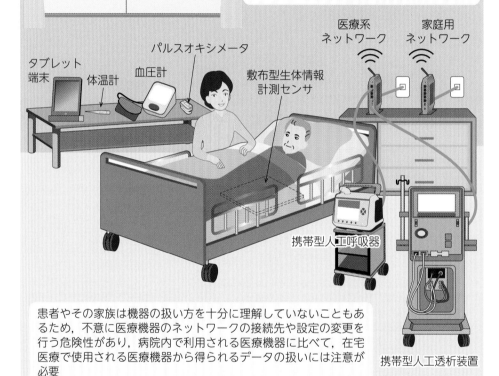

〈患者とその家族への説明事項〉

- ネットワークの配線は変えない
- マルウェアへの感染を防ぐため，医療機器の USB ポートにフラッシュメモリなどを差し込まない
- 不正アクセスを防ぐため，タブレット端末はログインしたまま放置しない

- 医療機器は日常用途と分けた携帯電話網などの専用ネットワークを準備し，接続する
  ➡ 3.2.5 様々なネットワーク機器，
     4.2.4 不正アクセス，
     5.2.3 医療現場でのセキュリティ対応

タブレット端末　体温計　血圧計　パルスオキシメータ

敷布型生体情報計測センサ

医療系ネットワーク　家庭用ネットワーク

携帯型人工呼吸器

携帯型人工透析装置

患者やその家族は機器の扱い方を十分に理解していないこともあるため，不意に医療機器のネットワークの接続先や設定の変更を行う危険性があり，病院内で利用される医療機器に比べて，在宅医療で使用される医療機器から得られるデータの扱いには注意が必要

医療機関より在宅に医療機器を持ち出す，また在宅医療で使用された医療機関を医療機関に持ち帰り，プライベートネットワークに接続する際は，事前に動作確認を行う

口絵 3（図 2.3） 在宅医療の業務におけるセキュリティチェックポイント

● 刊行にあたって ●

　医療機器と IoT といわれると，機器と機器をネットワークでつなぎ，各種機器の安全運行やリモートメンテナンスなどを便利に使いやすくするものと感じるかもしれません。しかし，本来医療機器は Stand Alone で使用するのが原則で，外部とは切り離して使用することで情報漏れを防止し患者さんのプライバシーを保護するのを目的としています。そのため，医療機器も IoT 化の流れに乗って，患者さんのプライバシー保護の確保を前提に次第に IoT 化が進んでおり，かつ，医療機器を開発する側にも，必ずリモートメンテナンスと IoT 化に対する安全性を頭に入れて設計する必要性を説いています。すなわち，今後の医療機器には，IoT 化によるサイバーセキュリティに関する知識が重要で，サイバーセキュリティ技術とリモートメンテナンス技術に守られた医療機器を使用することで，多くの国民により良い医療を安全に提供することが可能となるのです。それにより，少子高齢化が進み，医療過疎地が増大する我が国の都市以外の環境では，医療機器の集中管理センターの設置などにより，多くの人に医療を安全に提供することが可能となるのです。

　また，同様な環境にある多くの途上国においても，多くの人を救うことができるものといえます。さらに，過疎地に分散する医療機器をサイバーセキュリティ技術とリモートメンテナンス技術でサポートすることで，日本製医療機器の良さを世界に示せるものと信じています。

東京大学　名誉教授
東京電機大学　名誉教授
東都大学　客員教授
土肥　健純

● 推薦のことば ●

　近年，サイバー攻撃が激化しています。病院などの医療機関に対しても，ランサムウェア攻撃などが行われ，診療業務を停止せざるを得なかったなどと報道されることも少なくありません。

　このような状況の中で，医療機器を操作したり管理したりする人たちにとっても，セキュリティ技術をしっかり理解し，サイバー攻撃に適切に対応できるようにしておくことは不可欠となってきています。セキュリティ対策一般に関し，解説する本は，すでに多く出ていますが，医療機器運用管理のためのセキュリティ対策をわかりやすく記述した本はあまり見かけません。

　本書は，まず，医療用機器を具体的に分類し，対象を明確化しています。次にそこで使われる IoT（Internet of Things）機器や情報処理機器さらにはネットワークを利用するうえで必要な，基礎知識をわかりやすく記述しています。そのうえで，サイバー攻撃を分類し，医療現場で必要となるセキュリティ対策を具体的に明確化しています。解説にあたっては，多くの人にとってわかりやすいものにするため図を多く用いているのが 1 つの特徴です。

　このようなことから，医療用機器を運用管理する人に向けたセキュリティ対策の解説書として本書を推薦したいと思います。

東京電機大学 名誉教授・客員教授

佐々木 良一

● 時代が求める「医療の質向上」は, サイバーセキュリティ対策から ●

35年前, 当時の医療の中で特に治療に関して工学技術の進歩が臨床に大きく関与することとなったため, 医療機器の操作および保守管理を業とする我々臨床工学技士は誕生した。時を経て工学技術はデジタル技術へと変貌を遂げ, まさに革命の主人公となっていることに疑いはない。第四次産業革命と呼ばれ, デジタル世界と物理的世界が人間と融合する時代へと突入する。一方で, 変革には必ずリスクなどのマイナス要因がつきまとうのが常である。昨今国家は, これまでの陸海空の軍隊に加えて, 宇宙軍・サイバー軍を実装する時代となっており, サイバー技術が今日の我々の実生活と密接に関わっていることを実感する。

医療とは, 人間の健康の維持や回復・増進を目的としたものであり, その目的を果たすためにデジタル技術を応用する時代となった今, リスクとなるサイバーセキュリティ対策を徹底することが基盤であり, 医療の質向上は安全性の担保が第一条件であることは言うまでもない。

本書は, 医療機器に特化したサイバーセキュリティ対策を簡潔明瞭にまとめた, 医療機器の操作と保守管理を業とする臨床工学技士の必読書である。臨床や開発の現場で疑問を感じたときに, すぐに調べることができるハンドブック様の工夫もなされており, IoT, ビッグデータ, AIやSaMD（プログラム医療機器）へと展開が予測される今こそ, 臨床工学技士のみならず医療機器に携わるすべての皆様にぜひお読みいただきたい。

公益社団法人日本臨床工学技士会　常任理事

日本臨床工学技士連盟　理事長

東都大学幕張ヒューマンケア学部臨床工学科　助教

肥田　泰幸

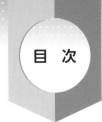

目　次

第1章 情報セキュリティが守るもの

情報やデータを第三者から守ることを情報セキュリティという。本章では，本書が対象とする医療分野における「情報セキュリティで守るべき情報」の例を紹介するとともに，「情報やデータを第三者から守る」ということがどういうことか概説する。

1.1 情報セキュリティで守るべき情報

医療の領域において，体温や血圧などの日々の生体情報や，MRI・X線CT・超音波診断装置などで得られる医用画像は，日常の健康維持や疾患の早期診断・経過観察のために重要なデータとなっている。近年では，手術ロボットが実用化され，また，手術室で活用される機器群を一体として扱うスマート治療室のようなシステムも臨床応用されてきており，手術中の内視鏡画像や手術ロボットの関節角度，機器の操作状況といったデータが取得可能となってきている。よりよい医療の実現，医療分野での国際競争力の向上のためには，これらの情報・データを効果的に利活用していく必要がある。一方で，これらの情報には患者の個人情報はもちろんのこと，機器の設定情報，医療者のスキルに関連する情報，機器に関する技術情報など，機微情報が含まれる。これらの情報・データは，医療者の判断根拠となることに加え，機器の動作に影響を及ぼすことから，扱いには注意が必要である。

1.2　情報セキュリティの3要素

　情報やデータを第三者から守ることを情報セキュリティという。情報セキュリティの目的は，情報やデータに対する攻撃などの脅威を分析し，適切な対応を行うことで，機密性（confidentiality），完全性（integrity），可用性（availability）を維持することにある。これら3つは，情報セキュリティの3要素と呼ばれ，また英語表記の頭文字をとり，情報セキュリティの CIA と呼ばれる。JIS Q 27000：2019 では，情報セキュリティの3要素に加え，真正性（authenticity），責任追跡性（accountability），否認防止（non-repudiation），信頼性（reliability）などの特性を維持することを含めるとしており，これらを情報セキュリティの7要素と呼ぶ（図 1.1）。

(1) 機密性（confidentiality）

　機密性とは，アクセスを許可されていない者はアクセスできず，アクセスを許可された者だけがアクセスできることである。機密性を高めるためには，アクセス制御（access control）の徹底，認証（authentication）に用いられる利用者のアカウント管理，パスワードや IC カードなどによる利用者認証，情報の暗号化などが行われる。

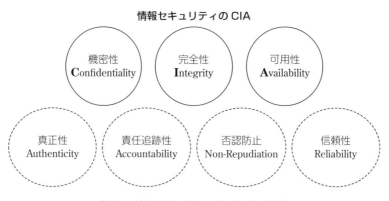

図 1.1　情報セキュリティの CIA と7要素

例えば，病院全体でアカウント管理が行われており，医師のみが閲覧できるファイルAがあると仮定する。ファイルAは院内のファイルサーバにあり，病院から与えられているアカウントでのみアクセスができる。しかし，ファイルAに対して，医師のみがアクセスできるというアクセス制御を付与していないと，医師以外の例えば看護師などがアクセスできてしまい，機密性が達成されない。また，適切なアクセス制御が行われていたとして，ある医師が単純なパスワードを用いていた場合，パスワードに対する攻撃などによって，不正にアクセスできてしまい，機密性が失われる。このように，機密性を高めるには，アクセス制御を行うだけではなく，その権限の適切さ，アカウント管理の強化なども重要となる。

(2) 完全性（integrity）

完全性とは，情報や処理が正確であり，改ざんが行われていないことである。完全性を高めるためには，情報へのアクセス履歴の記録，変更履歴の記録，バックアップ，改ざんを検出するデジタル署名などが行われる。

例えば，重要な契約書Bがあり，契約書Bには，アクセス履歴の記録はあるが，変更履歴の記録はないと仮定する。あるとき，契約書Bの内容が変更されていることに気づいたが，契約書Bに誰がアクセスしたかはわかるが，誰が変更したかはわからない。また，もし契約書Bが変更されていることに気づかなければ，改ざんされた契約書Bに基づいて契約が行われ，混乱や損害が発生することとなる。デジタル署名は，ハンコの電子版と例えられることが多いが，実際にはハンコよりも高度であり，デジタル署名が付与された電子データは，デジタル署名付与後に，1ビットでも変化があれば，署名検証に失敗することで，その変化に気づくことができる。

医療分野において完全性の喪失は，例えば，電子カルテの内容の改ざんによる誤診，機器の設定情報の改ざんによる誤動作など，人命に直結する危険性があるため，特に注意しなければならない。

(3) 可用性 （availability）

可用性とは，情報を利用したいときに利用できることである。必要な情報に必要なときにアクセスでき，目的を果たすまでアクセスし続けることができることが，可用性である。可用性を高めるためには，サーバやストレージ，ネットワークなどの多重化，無停電電源装置の導入，事業継続対策の検討と実施，院内サーバ（オンプレミス）からクラウドへの移行などが行われる。ただし，医療機関においては，情報管理の観点からデータをオンライン環境に保管することに否定的な場合が多い。院内サーバで情報管理を行う場合，オフライン環境にバックアップをとることが推奨されているが，運用方法に課題があり，十分な対応がなされていないのが現状である。

情報セキュリティでは，これら3要素を維持するために，機密性，完全性，可用性に対する脅威を洗い出し，その対応を実施する。一般的に，情報セキュリティを高めると，利便性が低下したり，コストが高くなったりする。そのため，脅威（threat）を洗い出した後に，優先順位を決めて，どのように対応すべきかを決定する。これをリスクマネジメントという。リスクマネジメントについては，第5章で改めて説明する。

1.3　情報セキュリティ対策と脅威

情報やデータを脅かす脅威といえば，不正アクセスなどのサイバー攻撃を想起するのではないだろうか。しかしながら，脅威はサイバー攻撃のような外的要因だけではなく，機器の操作ミスなどの内的要因も含まれる。また，自然災害のような人為的ではない脅威も存在する。脅威には表1.1のようなものが挙げられる。これらを踏まえると，情報やデータを守るためには，日々の医療を行う医療者の情報セキュリティに対するリテラシーの向上が求められる。

このように，様々なリスクに対して，技術的対策，物理的対策，人的対策を組み合わせ，情報セキュリティを実現していく。

表 1.1　情報やデータを脅かす脅威の例

人間		環境
意図的	偶発的	
盗聴	誤りおよび手ぬかり	地震
情報の改ざん	ファイルの削除	落雷
システムのハッキング	不正な経路	洪水
悪意のあるコード	物理的事故	火災
盗難		

　本書では，第 2 章にて医療機器のクラスと可搬性の観点から，臨床工学技士をはじめとする医療者が心がけることを業務ごとに紹介し，第 3 章において，情報セキュリティ理解のためのコンピュータ・ネットワーク構成についての基礎知識を説明する。第 4 章では情報セキュリティに対する脅威を概観し，第 5 章では脅威に対し，情報セキュリティを担保するための対策や心がけを説明する。

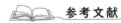 **参考文献**

[1] 「JIS Q 27000:2019」（情報技術—セキュリティ技術—情報セキュリティマネジメントシステム—用語）.

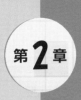

第**2**章 医療機器における セキュリティ対策

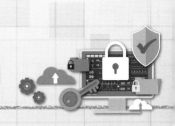

　第1章では，医療の領域で守るべき情報として，患者の個人情報や医療者のスキルに関連する情報，機器の設定や技術に関する情報・データを取り上げた。本章では，これらの情報を第三者から守るために，臨床工学技士をはじめとする医療者が心がけることを，医療機器のクラスと可搬性の観点で整理し，ネットワーク構成が異なる領域に応じた対応を紹介する。なお，本章では日々の業務における対応に焦点を置いて紹介し，その背景にある基礎知識については第3章～第5章で説明する。

2.1　病院のネットワーク

　現在，多くの病院でオーダリングシステム（医師の指示出しなどのデジタル化）や電子カルテなどを統合した病院情報システム（Hospital Information System：HIS）が普及している。HIS で取り扱うデータは，言うまでもなく高レベルの情報セキュリティ対策が必須である。そこで病院のネットワークは，インターネットに接続されているネットワークと，インターネットから分離しているネットワークに分けて運用されている。

　表2.1 のように，HIS はインターネットから分離したネットワークとして運用する。しかし，地域医療連携や保険資格確認などのために院外ネットワークと専用線や VPN（Virtual Private Network）などで接続するため，外部ネットワークからのサイバー攻撃のリスクが完全になくなるわけではない。さらに，医療者が

表2.1 病院のネットワーク

インターネット	接続あり		接続なし（分離）	
使用者	患者などの第三者	医療者	医療者	
用途	待合室などでの一般利用（娯楽など）	一般業務，メール	HIS（電子カルテ，オーダリングなど）	部門ネットワーク（放射線部門，検査部門，手術管理部門など）
特徴	信頼性が低いため，サイバー攻撃を受けるリスクがある	外部からのサイバー攻撃を想定したセキュリティ対策が必要	主に情報システム部門（病院全体）で管理される	各部門で管理することが多い

使用するネットワークを分離させているがためデータの利便性が低下し，部門ネットワークの情報を取り出すために USB メモリを多用するといった事例も見受けられる。また，HIS や部門ネットワークに接続された医療機器専用 PC などは，頻繁な OS アップデートやマルウェア対策ソフトの導入が難しい場合があり，脆弱性を残したまま運用されているケースも多い。

　従来，インターネットはコンピュータ同士をネットワークでつなげる技術だったが，近年はモノをネットワークでつなげる IoT（Internet of Things）が急速に拡大している。臨床現場にも，例えば無線 LAN を搭載した輸液ポンプが登場しており，ポンプの稼働状況をナースステーションなどで遠隔監視することが可能となっている。コンピュータは OS やソフトウェアの更新で脆弱性への対策ができるが，IoT デバイスは後からセキュリティを強化することは難しいことが多い。さらに医療機器は高価で頻繁に機材更新できないため，セキュリティの保守期間が過ぎても使用し続けることが想定され，情報セキュリティの面で注意が必要である。

　このように，病院のネットワークには様々なセキュリティレベルのコンピュータや IoT 機器が接続されている。たった 1 台でもセキュリティレベルの低い機器があれば，そこを狙われネットワーク全体が攻撃を受ける危険がある。以上を踏まえ，IoT 時代の医療機器運用管理のためのセキュリティの基礎知識を身につけ，部門や業務ごとにセキュリティ対策を実施する必要がある。

2.2 医療機器のクラス分類

　医療機器のセキュリティを担保するためには，医療機器メーカが市販前に適切な設計・開発を行い，市販後も医療機関との情報共有，脆弱性の修正，インシデント対応を継続して行っていくことが重要である。しかしながら，医療機器メーカだけでなく，医療機関において医療機器の点検・操作・管理を担う臨床工学技士などの医療者が，医療機器がネットワークにつながることにより生じるリスク，および医療機器規制を理解したうえで，医療機器を適切に管理できるよう努めることが重要である。

　日本国内において医療機器は，品質や有効性，安全性について，治験前から承認までを一貫した体制で指導・審査する独立行政法人医薬品医療機器総合機構（Pharmaceuticals and Medical Devices Agency：PMDA）への届出または承認を受ける，あるいは厚生労働大臣が認める第三者認証機関で認証を受けることにより製造販売される。医療機器は人体へのリスクに応じて4つのクラス（I～IV）に分類され，製造販売を行うための手続きがクラスによって異なる。クラスIの医療機器は一般医療機器に分類され，不具合が生じた場合でも人体へのリスクが極めて低いと考えられる医療機器を表し，PMDAへの届出のみで製造販売が可能となる。クラスIIの医療機器は管理医療機器に分類され，不具合が生じた場合でも人体へのリスクが比較的低いと考えられる医療機器を表し，認証基準のあるものの製造販売にあたっては第三者認証機関による認証，認証基準のないものについてはPMDAの審査を受け，厚生労働大臣の承認が必要となる。クラスIIIの医療機器は高度管理医療機器に分類され，不具合が生じた場合に人体へのリスクが比較的高いと考えられる医療機器を表し，製造販売にあたってはPMDAの審査を受け，厚生労働大臣の承認を得る必要がある。ただし，2014年11月25日より，クラスIIIの高度管理医療機器のうち承認基準のあるものについては，第三者認証機関による認証に移行されている。クラスIVの医療機器はクラスIIIの医療機器と同じく高度管理医療機器に分類され，患者への侵襲性が高く，不具合が生じた場合に生命の危険に直結するおそれがある医療機器を表し，製造販売に

あたっては PMDA の審査を受け，厚生労働大臣の承認を得る必要がある。このように，医療機器は規制に準じて製造販売されることで，その安全性や有効性が確保されている。

　近年は人工知能（Artificial Intelligence：AI）やモノのインターネット（Internet of Things：IoT）といった技術が医療分野に応用され始めており，プログラム自体が医療機器として扱われるようになった。プログラムは，プログラム単体，付属のソフトウェア，あるいは医療機器に組み込まれる形で販売されている。例えば，深層学習を用いた疾病の診断支援や，医療機器の消耗品の交換時期や保守点検の実施時期などの情報を転送，記録，表示するプログラムがある。

　厚生労働省はプログラム単体，あるいは医療機器に付随するプログラムの安全性と有効性を確保するため，「プログラムの医療機器該当性に関するガイドライン」を 2021 年 3 月に発表している。同ガイドラインでは，対象のプログラムが規制対象となる医療機器であるか否かの判断基準や人の生命および健康に影響を与えるリスクの程度の考え方，臨床研究などにおける取り扱い，プログラムの医療機器該当性判断事例がまとめられている。

2.3　医療機器のクラスと可搬性からみたセキュリティ対策のポイント

　臨床工学技士などの医療者が医療機器のセキュリティを担保するためには，医療機関のネットワーク構成，医療機器のネットワークへの接続方法，医療機器に組み込まれたソフトウェア，医療機器に付随して動作するソフトウェア，検査・診断支援プログラムなどを考慮した点検・操作・管理に努めることが重要となる。

　医療機関のネットワークに接続され，医療機関外の装置と連続的または間欠的に通信しながら使用される医療機器は，サイバー攻撃を受けるリスクにさらされる。医療機関において，医療機器の点検・操作・管理を担う臨床工学技士などの医療者は，医療機関外の装置とネットワークで通信する医療機器がサイバー攻撃を受けるリスクがあることを理解したうえで，適正に管理する必要がある。医療機器は，主に検査機器，診断機器，治療機器に分類できる。検査機器や診断機器

がサイバー攻撃を受ければ，検査の中断や改ざんされた診断データによる誤診，患者の個人情報の漏えいにつながる可能性がある。また，治療機器がサイバー攻撃を受ければ，治療の中断，投薬量の過不足，治療機器の誤動作につながる可能性がある。このように，医療機器は個々の特徴に応じて生じるリスクが異なり，行うべき対策も異なることが想定される。

　本章では，医療機器の個々の特徴を，医療機器のクラスと可搬性を指標として捉え，想定されるリスクと医療現場で必要となるセキュリティ対策を述べる。表2.2はクラスと可搬性に基づく医療機器の分類を示している。医療機器は2.2節の医療機器のクラス分類で述べたように，人体へのリスクに応じて4つのクラスに分類される。クラスが高いほど，医療者の操作の間違いや，不正アクセス，コンピュータウイルスなどにより生じる医療機器の誤動作による人体への影響が大きい。さらに，医療機器はその可搬性を指標に，①病院内の設置された場所から移動しない病院内利用設置型（表中A），②病院内の検査室や病室，集中治療室，中央材料室，手術室，分娩室，MEセンターなどの場所を移動する病院内利用可搬型（表中B），③在宅医療のために病院外に持ち出されて利用される病院外利用型（表中C）に分類される。

(1) 病院内利用設置型の医療機器（表中A）

　病院内利用設置型の医療機器は，病院内の特定の人物のみがアクセス可能なプライベートネットワークに接続されることが想定されるため，病院外からのサイバー攻撃を受けるリスクが低く，セキュリティの観点からみた医療機器の信頼性が高い。しかしながら医療者やメンテナンス業者の偶発的な誤りや事故によるリスクがあるため，医療者の日々の業務における対策が重要となる。

(2) 病院内利用可搬型の医療機器（表中B）

　病院内利用可搬型の医療機器は，病院内で使用される場所が頻繁に変化する。そのため，機器のネットワークへのつなぎかえも頻繁に起こることから，接続すべきネットワークの間違いには注意が必要である。患者を含めた不特定多数の人

物がアクセス可能なパブリックネットワークに誤って接続する，あるいは放置されたタブレット端末などを利用して，第三者による不正アクセスを許す危険性があることから，病院内利用設置型の医療機器に比べてセキュリティの観点からみた医療機器の信頼性が低くなる。機器だけでなく，ハサミやメスなどの術具もトレーサビリティ（その製品がいつ，どこで，誰によって使用されたのかを追跡可能とする仕組み）を目的として，情報を管理されている場合がある。

表 2.2　クラスと可搬性に基づく医療機器の分類

高 ← セキュリティの観点からみた医療機器の信頼性 → 低

人体への影響（大 ← → 小）

		A　病院内利用設置型	B　病院内利用可搬型	C　病院外利用型
	IV	手術ロボット	大動脈内バルーンパンピング装置 カテーテルアブレーション装置 血管内超音波カテーテル 三次元不整脈マッピングシステム 植込み型補助人工心臓	植込み型ペースメーカ
	III		輸液ポンプ 人工呼吸器 血液浄化装置 人工心肺装置 体外式ペースメーカ ペースメーカアナライザ 手動式除細動器 自動体外式除細動器	人工呼吸器 携帯型血液浄化装置
	II	MRI CT 脳磁計 X 線透視撮影装置 血管造影装置 滅菌装置	気管支内視鏡 X 線撮影装置 超音波診断装置 脳波計 心電図モニタ 心電計 分娩監視装置 スパイロメータ 電気メス	電動式吸引器 携帯型心電計 PCA ポンプ パルスオキシメータ 血圧計 体温計
	I	超音波洗浄装置 内視鏡洗浄装置 血球計数器 生化学分析装置	血液ガス分析装置 血液凝固分析装置 尿分析装置 ハサミ メス 鉗子	

(3) 病院外利用型（表中 C）

　在宅医療のために病院外に持ち出される病院外利用型の医療機器は，主に患者自身あるいはその家族が扱うことになる。患者やその家族は機器の扱い方を十分に理解していないこともあるため，医療機器のネットワークの接続先や設定の変更を不意に行う危険性があり，病院内で利用される医療機器に比べて，在宅医療で使用される医療機器から得られるデータの信頼性には注意が必要である。

2.4　業務ごとのセキュリティ対策

　電子カルテなどの医療情報を適切に管理するためのガイドラインとして，「医療情報システムの安全管理に関するガイドライン」が定められている。同ガイドラインでは，電子カルテや医療機器をサイバー攻撃から守るために，医療機関が行うべき主な内容として，①セキュリティの責任者を置く（組織体制の構築），②アクセスを適切に制御，③モノのインターネット（IoT）機器の管理，④パソコンの外部持ち出しに関する方針や規程の整備，⑤個人が持ち歩く情報通信機器（Bring Your Own Device：BYOD）の原則使用禁止，⑥サイバー攻撃などへの対応，⑦バックアップ，⑧情報の破棄を挙げている。本ガイドラインを踏まえ，業務ごとの具体的なセキュリティ対策を示す。

　医療現場におけるセキュリティ対策は，構成するネットワークの特徴に応じて脅威と対策に違いがあることから，機器が接続されるネットワークの特徴を意識する必要がある。特に，どのような機器が接続されることが想定されているか，誰が接続してよいこととなっているか，については重要な観点である。医療分野において構成されたネットワークにつながる機器の特徴，ネットワークに接続可能な人物に違いのある業務について，臨床工学技士をはじめとする医療者が確認および注意すべき点を紹介する。

　なお，医療機器の動作や設定値の異常など，サイバー攻撃の可能性を発見した場合は，医療機器をネットワークから切り離し，速やかに情報管理者に報告する必要がある。

【検査室，集中治療室，手術室などでの業務】

主に病院内利用設置型に分類される医療機器が使用される。主にプライベートネットワークが使用される。

- 医療機器は，指定されたネットワークに接続する
- 無線アクセスポイントに接続する場合は，無線アクセスポイントに設定されたネットワークセグメントの状況を理解する
- USB メモリを使用せざるをえない場合は，USB メモリのウイルスチェックを事前に行う（マルウェア感染を防ぐため，医療機器に USB メモリを差し込まない）
- 紛失や盗難による情報漏えいを防ぐため，タブレット端末や USB メモリに個人情報や機器情報を含むデータを記録して持ち運ばない

図 2.1〜図 2.3 のポスターデータを，下記ウェブサイトからダウンロードできます。
病院等で掲示してご活用ください。

東京電機大学出版局ウェブサイト　https://www.tdupress.jp/
［トップページ］→［ダウンロード］→
［医療機器運用管理のための情報セキュリティ］

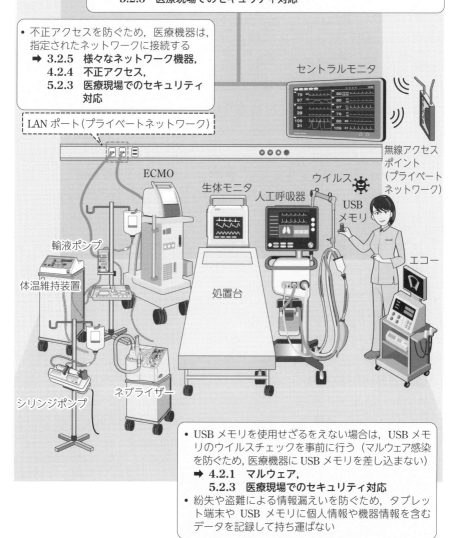

- 無線アクセスポイントに接続する場合は，無線アクセスポイントに設定されたネットワークセグメントの状況を理解する
  ➡ 3.2.1　ネットワーク方式，4.2.4　不正アクセス，
  5.2.3　医療現場でのセキュリティ対応

- 不正アクセスを防ぐため，医療機器は，指定されたネットワークに接続する
  ➡ 3.2.5　様々なネットワーク機器，
  4.2.4　不正アクセス，
  5.2.3　医療現場でのセキュリティ対応

LAN ポート（プライベートネットワーク）

セントラルモニタ

無線アクセスポイント（プライベートネットワーク）

ECMO

生体モニタ

人工呼吸器

ウイルス

USBメモリ

輸液ポンプ

体温維持装置

処置台

エコー

シリンジポンプ

ネブライザー

- USB メモリを使用せざるをえない場合は，USB メモリのウイルスチェックを事前に行う（マルウェア感染を防ぐため，医療機器に USB メモリを差し込まない）
  ➡ 4.2.1　マルウェア，
  5.2.3　医療現場でのセキュリティ対応
- 紛失や盗難による情報漏えいを防ぐため，タブレット端末や USB メモリに個人情報や機器情報を含むデータを記録して持ち運ばない

図 2.1　検査室，集中治療室，手術室などでの業務におけるセキュリティチェックポイント

【医療機器中央管理室，病室などでの業務】

　主に病院内利用可搬型に分類される医療機器が使用される。医療機器をネットワークに接続する方式として，有線 LAN と無線 LAN が併用されることが多い。病室では特定の人物のみがアクセス可能なプライベートネットワークと患者を含めた不特定多数の人物がアクセス可能なパブリックネットワークが混在する。

- 医療機器は，指定されたネットワークに接続する
- 無線アクセスポイントに接続する場合は，無線アクセスポイントに設定されたネットワークセグメントの状況を理解する
- 無線アクセスポイントに接続された医療機器やタブレット端末は，指定されたネットワークに接続する（パブリックネットワークには接続しない）
- USB メモリを使用せざるをえない場合は，USB メモリのウイルスチェックを事前に行う（マルウェア感染を防ぐため，医療機器に USB メモリを差し込まない）
- 紛失や盗難による情報漏えいを防ぐため，タブレット端末や USB メモリに個人情報や機器情報を含むデータを記録して持ち運ばない
- 不正アクセスと情報漏えいを防ぐために，タブレット端末を置き忘れない対策，および置き忘れた場合の対策（画面の自動ロックなど）を行う
- コンピュータは定期的にバックアップをとり，OS は最新版にアップデートする（サポートが終了した OS は使用しない）
医療機器に付随するコンピュータはメーカに相談する

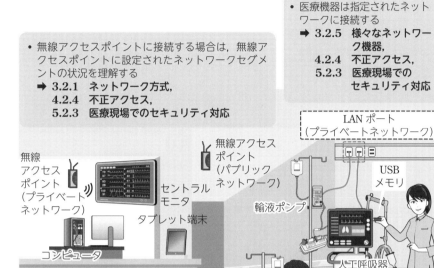

- 無線アクセスポイントに接続する場合は，無線アクセスポイントに設定されたネットワークセグメントの状況を理解する
  ➡ 3.2.1　ネットワーク方式，
  　4.2.4　不正アクセス，
  　5.2.3　医療現場でのセキュリティ対応

- 医療機器は指定されたネットワークに接続する
  ➡ 3.2.5　様々なネットワーク機器，
  　4.2.4　不正アクセス，
  　5.2.3　医療現場でのセキュリティ対応

LAN ポート
（プライベートネットワーク）

無線アクセスポイント（プライベートネットワーク）

セントラルモニタ

タブレット端末

無線アクセスポイント（パブリックネットワーク）

コンピュータ

ナースステーション

USB メモリ

輸液ポンプ

人工呼吸器

- コンピュータは定期的にバックアップをとり，OS は最新版にアップデートする（サポートが終了した OS は使用しない）医療機器に付随するコンピュータはメーカに相談する
  ➡ 4.1　サイバー攻撃とは，
  　5.2.2(3)　バックアップ

- 不正アクセスと情報漏えいを防ぐために，タブレット端末を置き忘れない対策，および置き忘れた場合の対策（画面の自動ロックなど）を行う
  ➡ 4.2.4　不正アクセス，5.2.1(2)　認証

- 無線アクセスポイントに接続された医療機器やタブレット端末は，指定されたネットワークに接続する（パブリックネットワークには接続しない）
  ➡ 3.2.5　様々なネットワーク機器，
  　4.2.4　不正アクセス，
  　5.2.3　医療現場でのセキュリティ対応

- USB メモリを使用せざるをえない場合は，USB メモリのウイルスチェックを事前に行う（マルウェア感染を防ぐため，医療機器に USB メモリを差し込まない）
  ➡ 4.2.1　マルウェア，
  　5.2.3　医療現場でのセキュリティ対応

- 情報漏えいを防ぐため，タブレット端末や USB メモリで機器情報や患者情報を持ち運ばない

図 2.2　医療機器中央管理室，病室などでの業務におけるセキュリティチェックポイント

【在宅医療の業務】

主に病院外利用型に分類される医療機器が使用される。また，主に機器の扱いに慣れていない患者自身あるいはその家族が医療機器を扱う。ネットワーク自体が十分に管理されているとはかぎらず，機器が接続されるネットワークの設定に不備がある危険性がある。

- 医療機器は，日常用途と分けた携帯電話網などの専用のネットワークを準備し，接続する
- 医療機器の設置時には，医療者が機器の操作方法だけでなく，セキュリティ対策のための注意点を患者とその家族に説明する必要がある
- 医療機関より在宅に医療機器を持ち出す，また在宅医療で使用された医療機器を医療機関に持ち帰り，プライベートネットワークに接続する際は，事前に動作確認を行う

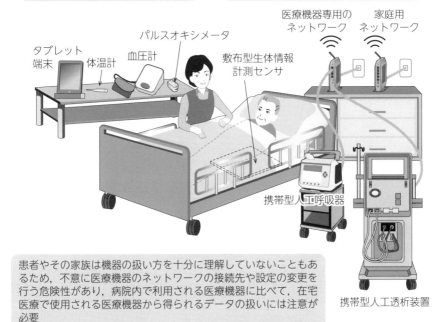

〈患者とその家族への説明事項〉
- ネットワークの配線は変えない
- マルウェアへの感染を防ぐため，医療機器の USB ポートにフラッシュメモリなどを差し込まない
- 不正アクセスを防ぐため，タブレット端末はログインしたまま放置しない

- 医療機器は日常用途と分けた携帯電話網などの専用ネットワークを準備し，接続する
➡ 3.2.5 　様々なネットワーク機器，
　 4.2.4 　不正アクセス，
　 5.2.3 　医療現場でのセキュリティ対応

タブレット端末
体温計
血圧計
パルスオキシメータ
敷布型生体情報計測センサ
医療機器専用のネットワーク
家庭用ネットワーク
携帯型人工呼吸器
携帯型人工透析装置

患者やその家族は機器の扱い方を十分に理解していないこともあるため，不意に医療機器のネットワークの接続先や設定の変更を行う危険性があり，病院内で利用される医療機器に比べて，在宅医療で使用される医療機器から得られるデータの扱いには注意が必要

医療機関より在宅に医療機器を持ち出す，また在宅医療で使用された医療機関を医療機関に持ち帰り，プライベートネットワークに接続する際は，事前に動作確認を行う

図 2.3　在宅医療の業務におけるセキュリティチェックポイント

📖 参考文献

［1］ 独立行政法人医薬品医療機器総合機構「製造販売にあたって」https://www.pmda.go.jp/
review-services/drug-reviews/about-reviews/devices/0028.html（2022年10月23日参照）.

［2］ 医療情報連携ネットワーク支援 Navi「医療情報システムの安全管理に関するガイドライ
ンとは」https://www.mhlw.go.jp/content/10808000/000644762.pdf（2023年1月10日参照）.

［3］ 厚生労働省「医療情報システムの安全管理に関するガイドライン 第5.2版」2022年3月,
https://www.mhlw.go.jp/stf/shingi/0000516275_00002.html,（2023年1月10日参照）.

［4］ 厚生労働省「医療情報システムの安全管理に関するガイドライン 別冊用語集」https://
www.mhlw.go.jp/content/10808000/000923626.pdf（2023年1月10日参照）.

［5］ 厚生労働省医薬・生活衛生局, 監視指導・麻薬対策課, 医療機器審査管理課「プログラム
の 医 療 機 器 該 当 性 に 関 す る ガ イ ド ラ イ ン 」https://www.mhlw.go.jp/content/
11120000/000764274.pdf, 2021年3月31日（2022年10月23日参照）.

第3章 情報セキュリティ理解のための コンピュータ・ネットワーク構成

情報セキュリティを考えるうえで，医療機器の構成要素の特徴，医療機器がつながるネットワークの構成や通信方式などの要素についての基礎知識が必要となる。本章では情報セキュリティを考えるうえで関連するハードウェアやソフトウェア，ネットワーク構成の基礎知識について説明する。

3.1 コンピュータの構成

コンピュータは，離散的なデジタルデータを扱い，演算を高速に行うことが可能な電子計算機を指す。コンピュータには様々な種類が存在し，パーソナルコンピュータ（パソコン），スーパーコンピュータ（スパコン），スマートフォン，タブレット型コンピュータなどは代表的な存在である。そのほかにも，冷蔵庫や洗濯機，エアコン，電子レンジなどには，組み込みシステムとして，コンピュータが内蔵されている。コンピュータは物理的な構成要素であるハードウェアと物理的な形を持たないソフトウェアで構成されている。

3.1.1 ハードウェア

ハードウェアは，コンピュータを構成する機器の総称であり，入出力装置や記憶装置などを指す。コンピュータを構成するハードウェアの中で，特に重要な機能を果たす機器である，制御装置，演算装置，記憶装置，入力装置，出力装置を五大構成要素という（図3.1）。

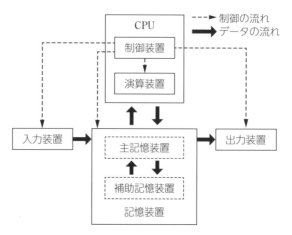

図 3.1 コンピュータの五大構成要素

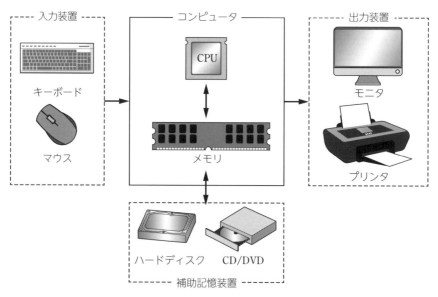

図 3.2 コンピュータを構成するハードウェアの例

(1) 制御装置と演算装置

　制御装置と演算装置は，中央演算処理装置（Central Processing Unit：CPU）の一部であり，記憶装置，入出力装置を制御する，コンピュータの構成要素の中核である。

　制御装置（control unit）は，プログラムを解釈し，他の装置に指示を出す装置である。制御装置は，プログラムを解釈するデコーダなどによって，構成されている。

　演算装置（arithmetic-logic unit）は，プログラムの命令に従って，記憶装置に保存されているデータを利用して，演算を行う装置である。

　CPU は記憶装置上にあるプログラムの命令を順番に読み込んで解釈し，プログラムの命令に従って，演算や装置の制御を行う。CPU は，演算装置，制御装置のほかに，レジスタやクロックジェネレータなどで構成されている。レジスタは，演算装置の処理に必要なデータや演算結果など，様々なデータを一時的に格納する装置である。クロックジェネレータは，各装置間と同期するために必要なクロック信号を生成する装置である。クロック信号の周期をクロック周波数で表し，クロック周波数が高いほど，CPU の処理能力は高くなる。近年では，CPUと主記憶装置の間でデータのやりとりをする際に用いる高速なキャッシュメモリを CPU 内に大量に内蔵していたり，複数の CPU コアが 1 つのコンポーネントとなっているマルチコアの CPU などが主流になってきており，単にクロック周波数だけで CPU の性能を比較することは難しくなっている。

(2) 記憶装置

　記憶装置（memory unit）は，入力されたデータやプログラムを記憶する装置であり，大きく分けて，主記憶装置と補助記憶装置に分けられる。主記憶装置は，メインメモリと呼ばれ，CPU が直接データの読み書きを行うことができるが，コンピュータの電源を切ると，記憶されているデータは消失する。補助記憶装置は，主記憶装置の補助として利用される記憶装置で，コンピュータの電源を切ってもデータは消失しない。また，補助記憶装置は主記憶装置に比べて，転送速度

などが低速であるが，安価で大容量である。補助記憶装置には，ハードディスクなどの磁気ディスク装置，CD や DVD などの光ディスクドライブ，SSD などの半導体メモリなどがある。

(3) 入力装置と出力装置

入力装置（input device）は，コンピュータ利用者の操作や，コンピュータの外部からデータなどをコンピュータの内部に入れる装置であり，キーボードやマウス，マイク，スキャナ，カメラなどがある。

出力装置（output device）は，コンピュータの内部にあるデータや処理結果などをコンピュータの外部へ出力する装置である。出力装置には，モニタ，プリンタ，スピーカなどがある。モニタには，様々な種類があり，スピーカも内蔵しているものや，タッチパネルモニタであれば，出力装置でありながら，入力装置も兼ねるものもある。

(4) 周辺機器

補助記憶装置や入力装置，出力装置は，コンピュータを構成する機器ではあるが，独立であり，コンピュータとそれらの機器を対応するポートにケーブルなどでつなぐ必要がある。このような，コンピュータに接続する装置のことを周辺機器（peripheral device）という。

例えば，モニタをコンピュータと接続するためには，D-Sub，DVI，HDMI，DisplayPort などのインタフェースがある。それぞれのインタフェースのコネクタ形状は異なっており，そのままでは相互に接続することはできないので，コンピュータが対応しているインタフェースで接続できるモニタを用いるか，変換器を利用しなければならない。

◉ USB

入力装置や出力装置とコンピュータをつなぐインタフェースとして，よく利用されるのは，USB である。USB は Universal Serial Bus の略であり，様々な周辺機器を接続するための規格であるが，USB の規格として，USB 1.0，USB 1.1，

USB 2.0，USB 3.0，USB 3.1，USB 3.2，USB 4 などがあり，また，コネクタの形状によって，Type-A，Type-B，Type-C などがある。近年では，表裏どちら向きでも挿すことができる Type-C のコネクタを採用した機器が増えているが，Type-C が USB 3.1 とほぼ同時期に策定されたこともあり，Type-C ならば USB 3.1 と理解されることがある。しかし，Type-C はコネクタの形状であり，Type-C であっても，USB 2.0 であったり，USB 3.1 であったりするので，注意が必要である。さらには，Type-C 形状のコネクタを採用した Thunderbolt 3 という規格もあり，Thunderbolt 3 では，USB 3.1 Gen 2，DisplayPort（Alt Mode）が扱えるなどの相違点があり，コネクタ形状だけで規格を判断することは難しい。

◉ RS-232C

古い周辺機器などでは，RS-232C というシリアルポートがいまだに使われていることもある。現在購入可能な多くのコンピュータでは，RS-232C のインタフェースは準備されていないが，USB を RS-232C に変換するケーブルや RS-232C の増設カードなどを用いることで，RS-232C でしか接続できない機器を利用することができる。

◉ Bluetooth

Bluetooth は，2.4 GHz 帯を利用する近距離無線通信規格である。2.4 GHz 帯は無線 LAN でも利用されるほか，産業科学医療用バンド（Industrial, Scientific and Medical：ISM バンド）と呼ばれ，電子レンジやコードレス電話，ジアテルミー機器なども利用する周波数帯である。例えば，電子レンジからは，2.4 GHz 帯の強力な電磁波が放射されるため，同じ周波数帯を使用する機器に電波障害を引き起こす。そのため，ISM バンドを利用する機器は，他の ISM 機器によって生じる干渉を許容しなければならない。医療の現場でも同様に，ISM バンドを利用するジアテルミー機器などの周辺において，Bluetooth や無線 LAN に影響があることを考慮しなければならない。

🔒 3.1.2 ソフトウェア

ソフトウェア（software）は，コンピュータのシステムを構成するものであり，機器という物理的な形を有するハードウェア（hardware）とは異なり，物理的な形を有しないものである。ソフトウェアは，オペレーティングシステム（operating system：OS），ミドルウェア（middleware），アプリケーション（application）の3つに分けることができる。

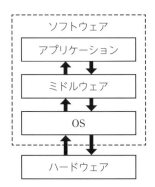

図 3.3 ハードウェアとソフトウェアの関係

(1) オペレーティングシステム

オペレーティングシステム（OS）は，コンピュータの構成要素であるハードウェアやソフトウェア資源を管理するために，ソフトウェアが共通に利用する基本的な機能を実装したシステムソフトウェアであり，基本ソフトウェアと呼ばれることもある。OS は，利用者が利用するアプリケーションを実行できるようにインタフェースを備えており，OS を介してハードウェアを操作することで，アプリケーションから具体的なハードウェアを隠蔽する役割がある。

OS の中核機能として，アプリケーションとハードウェアを仲介する，カーネル（kernel）がある。カーネルは，CPU やメモリ，入出力装置などのハードウェアを抽象化し，ハードウェアとアプリケーションがやりとりできるようにする。

OS には様々な種類が存在するが，よく利用されている OS として，Microsoft

Windows，macOS，Android，iOS，iPadOS，Linux，FreeBSD な ど が あ る。Linux は Linux カーネルを利用した OS の総称であり，Debian，Ubuntu，Red Hat Enterprise Linux などがよく知られている。

⦿ デバイスドライバ

コンピュータに接続されている入力装置や出力装置などを OS が制御するためのソフトウェアとして，デバイスドライバ（device driver）がある。近年では，多くの入出力装置が USB で接続され，コンピュータに機器を接続するだけで標準ドライバが自動でインストールされるプラグアンドプレイ（plug and play）によって，利用者はデバイスドライバを意識することが少なくなっている。標準ドライバとは，キーボードやマウスなど共通化されている入出力装置などに対して，OS にあらかじめインストールされている汎用的に利用可能なドライバである。多くの入出力装置は標準ドライバで利用可能であるが，例えばプリンタやグラフィックスカードなどでは，その製品に最適化された専用のドライバをインストールすることで，機能や性能を最大限に利用することができるようになる。

⦿ ファイルシステム

OS がコンピュータのリソースを操作するために，ファイルシステム（file system）がある。ファイルは，補助記憶装置に格納されたデータを指すことが多いが，ファイルシステムによっては，デバイスやプロセスなどをファイルとして扱うものもある。ここでは特に，補助記憶装置を操作するディスクファイルシステムについて説明する。

ディスクファイルシステムには，様々な種類があり，Windows で利用される FAT（File Allocation Table），NTFS（NT File System），macOS で利用される HFS（Hierarchical File System），APFS（Apple File System），Linux で利用される ext3（extended file system），ext4，CD-ROM に利用される ISO 9660，光ディスクに利用される UDF（Universal Disk Format）などがあり，OS によって対応するファイルシステムが異なる。そのため，異なる OS 間でディスクによるデータ共有を行う場合は，対応するファイルシステムに注意しなければならない。

ディスクファイルシステムは，補助記憶装置内の連続した領域を容量の小さな

領域に区分けし，その区画のどこにどのファイルが格納されているかを管理する管理領域を作成する。データはファイル単位で管理され，補助記憶装置内に格納されるが，必ずしも連続した領域に格納されるとはかぎらず，複数の分散した空き領域に不連続に格納されることもある。このような不連続に格納されたファイルや不連続な空き領域の状態を断片化（fragmentation）といい，断片化すると補助記憶装置に対するデータの読み書き性能が低下することがある。ファイルはファイル名を付けることができ，ファイルシステム上の格納位置，ファイルの作成日，ファイルの最終更新日などの情報が管理領域に記録される。

ディスクファイルシステムには，ファイル管理機能以外にも，暗号化機能，圧縮機能，ジャーナリング機能がある。暗号化機能は，ファイルを暗号化することで，許可された利用者のみがファイルを操作できるようにする。圧縮機能は，データを圧縮して格納することで，補助記憶装置の領域を節約し，実際の容量よりも多くのデータを格納することができるようになる。ジャーナリング機能は，ファイルの書き込みや書き換えを行う際に，ジャーナルと呼ばれるデータを定期的に記録することで，ファイルの操作中に障害が発生したとしても，ジャーナルを参照することで，変更の破棄や復旧を行うことができ，ファイルシステムの管理領域の一貫性を保つことができる。

(2) ミドルウェア

ミドルウェアは，オペレーティングシステムとアプリケーションの中間に位置付くソフトウェアであり，多くのアプリケーションが共通に利用する機能を提供し，仲介するソフトウェアである。

ミドルウェアの例としては，Web サーバが挙げられる。Web サーバは OS の機能を利用して通信を行い，クライアントであるブラウザからのリクエストに応じたレスポンスを返すミドルウェアである。ミドルウェアの上で動く Web アプリケーションとしては，例えば，情報検索システムや SNS，オンラインバンクなど様々あるが，これらの Web アプリケーションは共通して，HTTP というプロトコルを利用して通信を行う。OS は TCP や UDP といった通信機能を提供す

るが，HTTP のようなアプリケーション層のプロトコルは提供しないため，ミドルウェアが OS とアプリケーションの間に入り，Web サーバとして HTTP プロトコルを扱い，上位のアプリケーションとは HTTP プロトコルで通信し，下位の OS とは TCP で通信する。また，ミドルウェアはアプリケーションと OS の仲介役を担うので，OS が異なっていても，その差異をミドルウェアが吸収することで，アプリケーションに変更を加えることなく利用できることもある。

Web サーバのほかにも，アプリケーションサーバ，データベース管理サーバなどがミドルウェアとして，広く利用されている。

(3) アプリケーションソフトウェア

アプリケーションソフトウェア（application software）は，ソフトウェアの中でも最上位に位置付き，利用者が何かの目的を持ってコンピュータを利用しようとするとき使うソフトウェアであり，応用ソフトウェアと呼ばれることもある。正式にはアプリケーションソフトウェアであるが，一般的に，アプリケーションあるいはアプリと呼ばれることが多い。ソフトウェアといったときに，多くの人が想像するものが，アプリケーションソフトウェアである。例えば，ワープロソフトや表計算ソフト，ブラウザなどがアプリケーションソフトウェアの例である。

私たちが何か目的を持ってコンピュータを使うとき，例えば，写真を見たいとき，フォトビューアのアプリケーションソフトウェアを利用して写真を見るが，その際に，その背後で動いているミドルウェアや OS，さらにはハードウェアを意識することはほとんどない。また，同じアプリケーションであれば，Windowsや macOS など，異なる OS であっても，多少の違いはあるにしても，ほぼ同一に使うことができる。このように，ソフトウェアは，利用者が触れる最上位にアプリケーション，その下位にミドルウェア，最下位に OS の順で，階層構造となっており，利用者は下位層を意識することなく利用できるようになっている。

3.2 コンピュータネットワーク

3.2.1 ネットワーク方式

コンピュータネットワーク（computer network）は，複数のコンピュータを接続する技術であり，単にネットワークと呼ばれることも多い。ネットワークの分類方法には様々な方法があるが，ネットワークの規模で分類すると，個人が持つ機器間での小規模なネットワークとして PAN（Personal Area Network），家やオフィスなどの限られた範囲で構成されるネットワークとして LAN（Local Area Network），通信事業者が提供するインフラを利用した広域なネットワークとして WAN（Wide Area Network）などがある。

(1) ネットワークトポロジー

ネットワークの接続形態のことをネットワークトポロジー（network topology）という。現在よく利用されているネットワークトポロジーとして，スター型，バス型，メッシュ型がある。

スター型トポロジー（図3.4）は，ハブと呼ばれる機器を中心に，複数のコンピュータを接続する。いわゆる有線 LAN や無線 LAN で最もよく利用されているトポロ

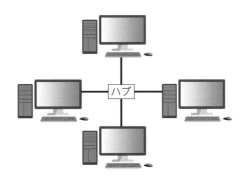

図 3.4 スター型トポロジーの例

ジーである。スター型では，ハブが故障するとすべての通信ができなくなる。

バス型トポロジー（図3.5）は，複数のコンピュータが1本の伝送媒体につながり，伝送媒体を共有して接続される。バス型も有線LANに用いられるトポロジーだが，同時に1組のコンピュータ同士でしか通信ができないため，現在ではほとんど利用されていない。ネットワーク図の表現として，バス型で描かれることがあるが，その場合でも，実際にはスター型で接続されていることがほとんどである。

メッシュ型トポロジー（図3.6）は，IoT機器やセンサネットワーク，ネットワークルータで利用されるトポロジーであり，それぞれの機器が1つ以上の他の機器と接続することで，機器間のリンクに障害が発生した場合でも，他のリンクを経由して通信を継続することができるため，耐障害性に優れる。

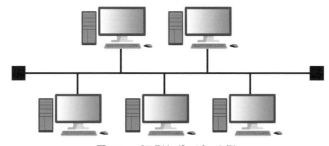

図3.5 バス型トポロジーの例

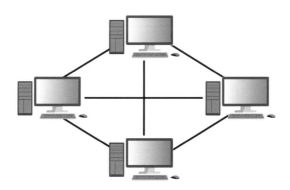

図3.6 メッシュ型トポロジーの例

(2) LAN

LANとは Local Area Network の略であり，企業のオフィスや学校，家庭など
で利用されるネットワークである。LAN にはケーブルで機器同士を接続する有
線 LAN と，電波で機器同士を接続する無線 LAN がある。

◉ 有線 LAN

有線 LAN はイーサネット（Ethernet，IEEE 802.3）によるものが広く普及し
ている。有線 LAN では，機器同士をいわゆる LAN ケーブルで接続することでネッ
トワークを構築する。複数の機器を接続できるように，スイッチングハブと呼ば
れる機器によって，スター型 LAN が構築される。

現在よく利用されているイーサネットは，100 Mbps の通信が可能な 100BASE-
TX，1 Gbps の通信が可能な 1000BASE-T である。また，マルチギガと呼ばれる
2.5 Gbps の通信が可能な 2.5GBASE-T，5 Gbps の通信が可能な 5GBASE-T，さら
に高速な 10 Gbps の通信が可能な 10GBASE-T に対応した機器の価格が下がって
きており，オフィスや家庭でも導入しやすくなってきている。

LAN ケーブルは，電線を 2 本対で螺旋状に撚り合わせたツイストペアケーブ
ル（twisted pair cable）である。ノイズ対策のシールドが施されている STP
（Shielded Twisted Pair）ケーブルと，シールドが施されていない UTP（Unshielded
Twisted Pair）ケーブルがあり，家電量販店などで簡単に入手できるのは UTP ケー
ブルである。転送速度に応じた周波数特性によって，ケーブルはカテゴリで分類
されている（表 3.1）。Cat 5 と Cat 5e は信号帯域幅が 100 MHz で，イーサネット
の 100BASE-TX，1000BASE-T に対応するほか，一部のケーブルは 2.5GBASE-T

表 3.1　代表的なイーサネットの規格

規格	転送速度	信号帯域幅	対応ケーブル
100BASE-TX	100 Mbps	31.25 MHz	Cat 5
1000BASE-T	1,000 Mbps	62.5 MHz	Cat 5
2.5GBASE-T	2,500 Mbps	100 MHz	Cat 5e
5GBASE-T	5,000 Mbps	250 MHz	Cat 6
10GBASE-T	10,000 Mbps	500 MHz	Cat 6A

でも利用できる。Cat 6 は信号帯域幅が 250 MHz で，イーサネットの 5GBASE-T に対応する。Cat 6A は信号帯域幅が 500 MHz で，イーサネットの 10GBASE-T に対応する。これらのケーブルは入手性が高く，LAN の構成によく利用される。このほか，イーサネットでは，光ファイバ，同軸ケーブルを用いる場合もある。

● 無線 LAN

有線 LAN が物理的なケーブルで機器同士を接続するのに対して，無線 LAN では電波で機器同士を接続するため，ケーブルレスで利用しやすい。その反面，どの機器とつながっているのかは設定画面などで確認しないとわからないため，設定時には意識して注意する必要がある。また，電波は無線通信以外の目的でも使用されているため，ISM バンドに含まれる周波数帯（2.4 GHz 帯，5.7 GHz 帯，920 MHz 帯など）を利用する際には，他の機器との電波干渉に注意が必要である。

無線 LAN と同じ文脈で Wi-Fi という言葉を耳にすることも多い。Wi-Fi は無線 LAN 規格の一種であり，IEEE 802.11 で規格策定されており，Wi-Fi Alliance によって認証された機器のみが，Wi-Fi を名乗ることができる。Wi-Fi 機器同士であれば，IEEE 802.11 によって，無線 LAN 通信ができる。多くの無線 LAN 機器が Wi-Fi の認証を受けている一方で，認証を受けていない機器も存在するが，相互接続に問題が生じることは少ない。

無線 LAN の規格である IEEE 802.11 には，使用する電波の周波数帯が異なるいくつかの規格がある。IEEE 802.11b，IEEE 802.11g，IEEE 802.11n（Wi-Fi 4），IEEE 802.11ax（Wi-Fi 6）は，ISM バンドである 2.4 GHz 帯を利用するため，ISM バンドを利用する他の機器によって生じる干渉を許容しなければならない。そのため，周囲で利用される ISM 機器によっては，無線 LAN の通信速度が著しく低下したり，通信が切断されることが起こりえる。2.4 GHz 帯は波長が長いため，電波が遠くまで届きやすく，障害物などの影響を受けにくい特徴がある。

IEEE 802.11a，IEEE 802.11n（Wi-Fi 4），IEEE 802.11ac（Wi-Fi 5），IEEE 802.11ax（Wi-Fi 6）は，5 GHz 帯を利用する。5 GHz 帯のほとんどは ISM バンドではないため，2.4 GHz 帯に比べて電波干渉が起きにくく，通信が安定しやすい。また，2.4 GHz 帯に比べて，5 GHz 帯は周波数帯域を広く確保できるため，通信

速度が高速である。一方で，5 GHz 帯は 2.4 GHz 帯に比べて波長が短いため，壁や床などの障害物によって電波が弱まりやすく，また，通信距離が長くなると，電波の減衰が大きくなりやすい。

　現在利用されている 5 GHz 帯は，W52，W53，W56 の 3 つのタイプに分類される。それぞれ，W52 は 5.2 GHz 帯（5,150 MHz ～ 5,250 MHz），W53 は 5.3 GHz 帯（5,250 MHz ～ 5,350 MHz），W56 は 5.6 GHz 帯（5,470 MHz ～ 5,725 MHz）を使用する。この中で，W53 と W56 は気象レーダなどが使用する周波数帯であり，気象レーダなどとの干渉を避けることが義務づけられている。そのため，DFS（Dynamic Frequency Selection）によって，気象レーダなどを検知した場合には，直ちに使用周波数を切り替える機能が備わっている。これにより，W53 と W56 を利用している場合には，DFS による突然の通信切断が発生し得る。

　IEEE 802.11ax には，6 GHz 帯を利用する Wi-Fi 6E もあり，日本では 2022 年 9 月に電波法施行規則などが改正され，利用できるようになった。6 GHz 帯は，2.4 GHz 帯や 5 GHz 帯に比べて，帯域幅を広く取ることができ，通信速度の向上が期待されている。さらに，今まで無線 LAN に用いられてこなかった周波数帯域のため，周波数が混雑しておらず，安定した高速通信が期待できる。また，5 GHz 帯では DFS の制限を受けるが，6 GHz 帯では DFS の制限がない。

　Wi-Fi のほかに，Bluetooth（IEEE 802.15.1），Ultra Wide Band（IEEE 802.15.3a），ZigBee（IEEE 802.15.4）も無線 LAN の一種であるが，Wi-Fi に比べて通信距離が短いため，IEEE 802.15 シリーズは無線 PAN（Personal Area Network）と呼ばれることもある。

● IEEE 802.1X 認証

　ネットワークに接続した機器が，許可された利用者の端末であるかどうかを認証したいのであれば，IEEE 802.1X 認証を用いることができる。IEEE 802.1X 認証は，ネットワーク機器が LAN に接続する際に，接続が許可された端末であるかどうかを認証することで，許可されていない端末の接続を拒否することができる。IEEE 802.1X 認証を利用するためには，認証サーバのほか，接続するネットワーク機器やソフトウェア，スイッチングハブも IEEE 802.1X に対応していなく

てはならない。IEEE 802.1X 認証は，無線 LAN の WPA/WPA2/WPA3-Enterprise で利用されるが，無線 LAN にかぎらず，有線 LAN でも利用することができる。

　物理的なネットワーク分離が行われていて，複数の LAN 接続ポートがあったとしても，IEEE 802.1X 認証が導入されている場合は，誤った接続先に差し込んでも，接続できないことが多い。そのため，つなぎ間違えという非常に単純なヒューマンエラーによるセキュリティリスクを回避することができる。一方で，小規模組織などでは，ネットワーク分離は行われていても，IEEE 802.1X 認証を導入していないことも多く，誤ったネットワークに接続できてしまうことがあるため，ネットワークの接続先が正しいかどうかは，注意深く確認することが大事である。

🔒 3.2.2　通信プロトコル

　通信プロトコルは，通信に参加する機器の間で，通信を行うために，あらかじめ決められた約束事である。異なるコンピュータシステムが互いに通信を行うためには，データ送受信のタイミング，データフォーマットなどについて，データを送信する側とデータを受信する側の双方が，共通に解釈する手順が必要となる。通信プロトコルは，この手順やフォーマットなどを規定したものであり，通信しようとするコンピュータシステム同士が，同じ通信プロトコルに従うことで，通信が可能となる。

(1)　OSI 参照モデル

　OSI 参照モデル（Open Systems Interconnection - Basic Reference Model）は，コンピュータネットワークの通信プロトコルを役割ごとに分類し，アプリケーション層，プレゼンテーション層，セッション層，トランスポート層，ネットワーク層，データリンク層，物理層の 7 つの階層で定義される（図 3.7）。OSI 参照モデルでは，通信プロトコルを階層に分割することで，各層の機能が明確になっており，実装しやすく，信頼性が高くなっている。また，各層でのプロトコルを変更しても，他の層には影響しないので，新しい技術への移行が容易である。

階層	階層名
第7層	アプリケーション層
第6層	プレゼンテーション層
第5層	セッション層
第4層	トランスポート層
第3層	ネットワーク層
第2層	データリンク層
第1層	物理層

図3.7 OSI 参照モデルの階層構造

　第7層はアプリケーション層であり，具体的な通信サービスの機能についての仕様やデータ形式などを定めている。

　第6層はプレゼンテーション層であり，データ表現方法を規定している。

　第5層はセッション層であり，ホスト間の通信開始から終了までの手順を規定している。

　第4層はトランスポート層であり，ホスト間で信頼性の高いデータ転送を可能とするために，エラー訂正や再送制御などを行う。

　第3層はネットワーク層であり，ネットワークにおける通信経路選択やアドレッシングを行う。

　第2層はデータリンク層であり，直接的（隣接的）に接続されている通信機器間での信号の受け渡しを規定している。

　第1層は物理層であり，物理的な接続の開始，維持，終了のための電気的，機械的，機能的，手続き的な仕様を規定している。

(2) TCP/IP

　TCP/IP モデルは，インターネットに用いられている通信プロトコルの階層構造モデルであり，アプリケーション層，トランスポート層，インターネット層，ネットワークインタフェース層の4層で構成され，インターネット・プロトコル・スイート（Internet protocol suite）とも呼ばれる（図3.8）。書籍によっては，TCP/

TCP/IP	プロトコル
アプリケーション層	HTTP, SMTP, POP3, SSH
トランスポート層	TCP, UDP
インターネット層	IP, ICMP, ARP
ネットワークインタフェース層	Ethernet, PPP

図 3.8　TCP/IP モデルの階層構造とプロトコル

IPモデルのアプリケーション層はOSI参照モデルのセッション層からアプリケーション層，インターネット層はネットワーク層，ネットワークインタフェース層はデータリンク層と物理層に対応すると説明していることも多いが，OSI参照モデルはOSIのためのプロトコルであって，TCP/IPモデルとは別と考えてよい。また，TCP/IPモデルにおいて，OSI参照モデルと同様の階層名が使用されるが，OSI参照モデルとは別の用語であると考えてよい。

◉ アプリケーション層

　アプリケーション層は，階層の最上位層であり，アプリケーション間で，どのような形式や手順でデータのやりとりをするか定める。アプリケーション層では，文字コードや画像などのフォーマット，データの表現形式を定め，暗号化処理などが行われる。アプリケーション層のプロトコルとしては，HTTP，SMTPなどがある。

　アプリケーション層とトランスポート層の間に，暗号技術を用いた安全な通信路を利用できるようにするプロトコルとして TLS（Transport Layer Security）がある。TLS はアプリケーション層とは独立しているため，HTTP や SMTP などの様々なアプリケーション層のプロトコルで利用することができる。TLS では，暗号技術を用いることで，通信データの暗号化，通信データの改ざん検出，通信相手の認証の3つの機能を提供する。近年では，プライバシーやデータ完全性のために，常に TLS を用いることが一般的になっている。これにより，TLS よりも上位層であるアプリケーション層の通信内容は，TLS によって保護される。

◉ トランスポート層

　トランスポート層は，アプリケーション層の下位に位置付く層であり，通信を行うプログラム間でのデータ転送の制御を行う。トランスポート層のプロトコルとしては，単にデータ転送するだけの UDP（User Datagram Protocol），エラー検出や再送制御などによって，信頼性のある双方向通信を行う TCP（Transmission Control Protocol）などがある。

◉ インターネット層

　インターネット層は，トランスポート層の下位に位置付く層であり，IP アドレスの割り当て，データ伝送の経路選択（ルーティング）などを行う。インターネット層のプロトコルとしては，IP（Internet Protocol），ICMP（Internet Control Message Protocol），ARP（Address Resolution Protocol）などがある。IP にはバージョンがあり，IPv4 と IPv6 がある。

◉ ネットワークインタフェース層

　ネットワークインタフェース層は，階層の最下位層であり，ネットワークに接続されたネットワーク機器間の直接の通信を規定している。ネットワークインタフェース層では，上位層であるインターネット層で利用される IP アドレスが使えないため，ネットワークインタフェースを識別するための識別子である MAC アドレス（Media Access Control address）を用いて送信元や宛先を特定する。ネットワークインタフェース層のプロトコルとしては，Ethernet，Wi-Fi，PPP（Point-to-Point Protocol）などがある。

🔒 3.2.3　IP アドレス

　IP アドレス（Internet Protocol address）は，IP において，通信相手を識別するための番号である。IP アドレスは，IP のバージョンが IPv4 であれば IPv4 アドレス，IPv6 であれば IPv6 アドレスが用いられる。

　IPv4 アドレスは 32 ビットの数値であり，表記法にはいくつかの方法があるが，一般に，ドット付き十進表記が用いられる。ドット付き十進表記は，32 ビットの数値を 4 組の 8 ビットに区切り，それら 4 つの組をドットでつないだ表記であ

り，例えば，192.168.0.1 などと表記する（図 3.9）。

IPv4 アドレスは，ネットワークを指定するネットワーク部と，そのネットワーク内の機器を指定するホスト部で構成される。IPv4 アドレスの最上位ビット側がネットワーク部であり，最下位ビット側がホスト部である。

IPv4 アドレスのうち，どこまでがネットワーク部であるかを示すために，CIDR（Classless Inter-Domain Routing）記法が用いられる。CIDR 記法では，IPv4 アドレスの末尾に，「/」とともに，ネットワーク部の長さであるネットワークアドレス長を示す。例えば，172.16.16.172/16 であれば，最上位ビットから 16 ビットがネットワーク部であり，残りの 16 ビットがホスト部となり，ネットワークの IP アドレス範囲を表すサブネット（subnet）は，172.16.0.0 から 172.16.255.255 となり，ホスト部のアドレス数は 65,536（2 の 16 乗）となる。このとき，ホスト部のすべてのビットが 0 である 172.16.0.0 は，ネットワークアドレスと呼ばれ，ネットワーク自体を指す IP アドレスである。また，ホスト部のすべてのビットが 1 である 172.16.255.255 は，ブロードキャストアドレスと呼ばれ，ネットワークの全ホストにパケット送信するための IP アドレスである。つまり，ホスト部が 16 ビットのアドレス数は $2^{16} = 65,536$ のうち，ネットワークアドレスとブロードキャストアドレスを除いた 65,534 個がホストに割り当て可能な IP アドレスとなる。

IP アドレスからネットワーク部とホスト部を識別するために用いられる数値として，サブネットマスク（subnet mask）がある。サブネットマスクは IPv4 であれば 32 ビットであり，ネットワーク部のビットは 1，ホスト部のビットは 0 で表される。例えば，ネットワーク部が 16 ビットであれば，サブネットマスクの上位 16 ビットは 1 であり，下位 16 ビットが 0 となり，255.255.0.0 で表される。IP アドレスとサブネットとの論理積（AND）を計算することで，ネットワークアドレスを求めることができる（図 3.10）。

IP アドレスには，通信可能な範囲（スコープ）によって，グローバル IP アドレス，プライベート IP アドレスなどがある。グローバル IP アドレスは，インターネットでの接続に利用される重複しない IP アドレスであり，世界的に管理され

ており，ISP（Internet Service Provider）などが利用者に割り当てるため，自由に選ぶことはできない。対して，プライベートIPアドレスは，インターネット上では利用できないIPアドレスで，オフィス内や家庭内などのLAN内で私的に使うことができる。プライベートIPアドレスとして使用できるアドレスは，10.0.0.0 ～ 10.255.255.255，172.16.0.0 ～ 172.31.255.255，192.168.0.0 ～ 192.168.255.255 が，あらかじめ予約されている。このほかに，特別用途のアドレスがあり，一般の使用が制限されているIPアドレスがある。

IPv4 アドレスは32ビットであり，1人がスマートフォンやタブレット，パソコンなど複数のネットワーク機器を利用したり，多数のIoT機器がインターネットに接続したりすることで，IPアドレスが足りなくなる。このような問題をIPアドレス枯渇問題といい，喫緊の問題となっている。IPアドレス枯渇問題の対策の1つとして，IPv6の利用がある。IPv6では，128ビットのIPv6アドレスが用いられるため，IPv4アドレスに比べて，非常に大きなIPアドレス空間を持つため，事実上，無限の数のIPアドレスが利用可能となる。近年では，IPv6対応機器が増えてきたため，徐々に普及が進んできた。しかし，IPv6とIPv4は直接通信することができないため，IPv6未対応のネットワーク機器が残っている現在においては，IPv6への完全移行はできておらず，IPv4と共存している。

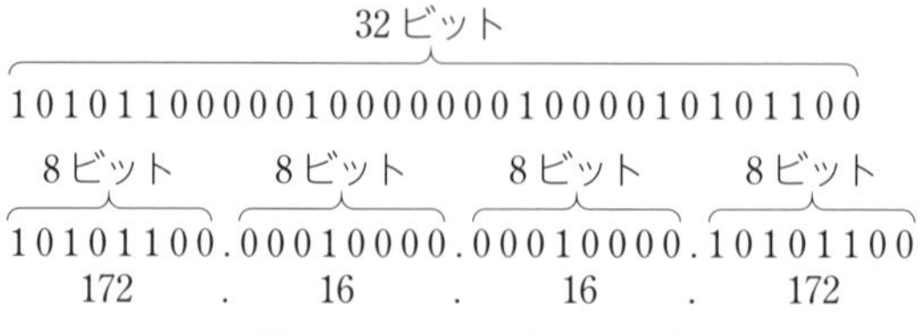

32 ビット

10101100000100000001000010101100

8 ビット 　 8 ビット 　 8 ビット 　 8 ビット

10101100.00010000.00010000.10101100

172 　 . 　 16 　 . 　 16 　 . 　 172

図 3.9 IPv4 アドレスの例

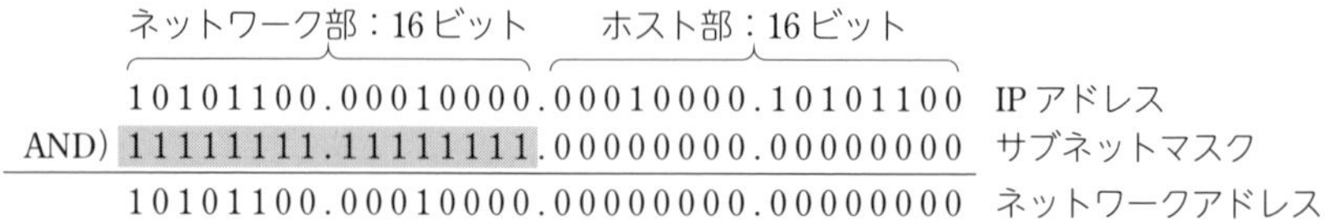

ネットワーク部：16 ビット 　 　 ホスト部：16 ビット

10101100.00010000.00010000.10101100 　IPアドレス

AND) 11111111.11111111.00000000.00000000 　サブネットマスク

10101100.00010000.00000000.00000000 　ネットワークアドレス

図 3.10 IPv4 アドレスのサブネットマスクとネットワークアドレスの例

3.2.4 ドメイン名

ネットワーク機器が通信を行うためには，通信相手である通信先を特定することが必要であり，IPアドレスは通信先を特定するための識別子として用いられる。しかし，IPアドレスは32ビットの数値であり，人間には覚えにくく，利用しにくい。そのため，IPアドレスに，人間が覚えやすい「名前」を与えたものがドメイン名である（図3.11）。例えば，WWWサーバとして192.168.100.1，DNSサーバとして192.168.100.2があるときに，192.168.100.1というIPアドレスを見たとしても，それが何のサーバであるかはわからない。しかし，それらのIPアドレスに対して，www.example.comやdns.example.comという名前を割り当てれば，およそどのようなサーバであるかを理解することができる。私たちがインターネット上のサーバにアクセスするときには，ドメイン名（より正確にはFully Qualified Domain Name：FQDN）を利用しているが，コンピュータはドメイン名では通信を行うことができないので，ドメイン名をIPアドレスに変換して，アクセスしている。

IPアドレスとドメイン名はいずれも通信先を特定する識別子として用いられるが，IPアドレスとドメイン名は必ずしも1対1に対応するわけではない。1つのIPアドレスに複数のドメイン名を対応づけることができるし，1つのドメイン名に複数のIPアドレスを対応づけることもできる。

1つのIPアドレスに複数のドメイン名を対応づけるときは，別名（alias）とな

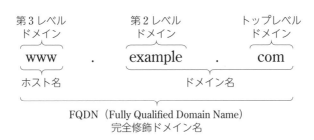

図 3.11　ドメイン名の例

る。例えば，192.168.100.3 のサーバは DNS サーバと WWW サーバを兼ねている
とする。そのとき，ドメイン名をサーバの機能ごとに準備すると，dns.example.
com と www.example.com が準備されるが，それらに対応する IP アドレスはいず
れも 192.168.100.3 となる。つまり，192.168.100.3 の IP アドレスに，dns.example.
com と www.example.com の 2 つのドメイン名が対応していることとなる。

　一方，負荷分散や多重化のために，1 つのドメイン名に複数の IP アドレスを
対応づけることもできる。例えば，www.example.com は負荷分散のため，同じ
コンテンツを返すサーバとして，192.168.100.4 と 192.168.100.5 が準備されてい
るとする。192.168.100.4 のサーバにアクセスしても，192.168.100.5 のサーバにア
クセスしても同じコンテンツが返されるので，www.example.com に対応する IP
アドレスはそのいずれでもかまわない場合，www.example.com に対して，
192.168.100.4 と 192.168.100.5 の 2 つの IP アドレスを対応づける。

　このように，IP アドレスとドメイン名は対応関係にあり，それらを対応づけ
るために，DNS（Domain Name System）が利用される。IP アドレスとドメイン
名の変換を行うことを名前解決といい，ドメイン名から IP アドレスに変換する
ことを正引き，IP アドレスからドメイン名に変換することを逆引きという。

🔒 3.2.5　様々なネットワーク機器

(1) ルータ

　日本において，オフィスや家庭のネットワーク機器が直接インターネットにつ
ながることはまれである。一般には，ルータと呼ばれるネットワーク機器を介し
て，LAN とインターネットを接続することになる。ルータは，異なるネットワー
クを相互に接続するネットワーク機器である。通常，LAN ではプライベート IP
アドレスが使われており，そのままではインターネットにつながらない。そこで，
ルータを用いることで，異なるネットワークである LAN とインターネットを接
続し，LAN 内のネットワーク機器がインターネットと通信できるようにする。
ルータには NAPT（Network Address Port Translation）というアドレス変換機能
があり，インターネット側のグローバル IP アドレスを，LAN 側の複数のプライ

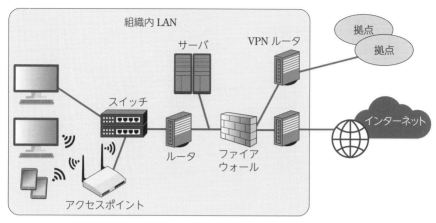

図 3.12 ネットワーク機器とネットワーク構成

ベート IP アドレスを持ったネットワーク機器で使えるように変換することで，LAN 側のネットワーク機器がインターネットを利用できるようにする。NAPT によって，インターネット側から見たとき，LAN 内のネットワークが隠蔽されるため，本来の目的ではないが，インターネット側からの不正な接続を防ぐことができる（図 3.12）。

　ルータが異なるネットワーク同士をつなぐ機能を持つということは，ルータを利用しなければ，異なるネットワーク同士は通信を行うことができない。そのため，物理的に異なるネットワークを構成し，ネットワークを分離することで，異なるネットワーク間での通信ができないようにすることで，安全性を向上させることができる（図 3.13，図 3.14）。例えば，事務作業を行う端末が，診療行為を行う端末と通信することはないとする。その場合，事務作業系のネットワークと診療行為系ネットワークを分離することで，それらのネットワークが直接通信することができなくなり，情報資産などへのアクセスを制限することができる。また，事務作業系ネットワークのネットワーク機器がマルウェア（4.2.1 項参照）に感染したとしても，診療行為系ネットワークに波及することを防ぐこともできる。このように，適切なセグメンテーションを行い，ネットワーク分離をすることで，安全性を向上させ，またネットワークの管理をしやすくすることができる。

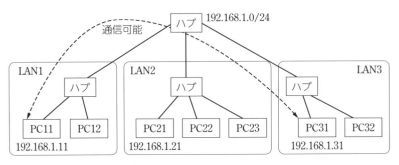

図 3.13 ネットワーク分離が行われていない LAN

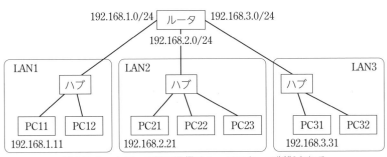

異なるネットワーク間の通信はルータによって制御される

図 3.14 ネットワーク分離されている LAN

このように，分割されたネットワークのことを，ネットワークセグメント，あるいは単にセグメントという。

(2) VLAN

　LAN のネットワーク分離は，物理的に分割するだけではなく，仮想的に分割することもできる。仮想的に複数のネットワークに分割する技術として，VLAN（Virtual LAN）がある。通常の LAN では，有線または無線によって，ネットワーク機器が物理的に接続されている。それに対して，VLAN は，物理的に接続されているネットワーク機器を，論理的にネットワーク分割することができる（図3.15）。VLAN によって論理的に分割されたネットワーク同士は，異なるネットワー

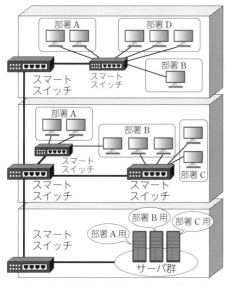

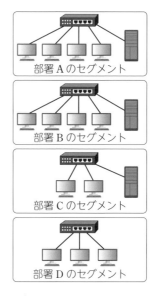

VLAN は，フロアをまたいでも部署単位に
ネットワークを分割しやすい

（a）物理構成 （b）論理構成

図 3.15 LAN の物理構成と論理構成

クなので，そのままでは相互に通信ができなくなる。これによって，内部サーバ
系セグメント，業務系セグメント，対外系セグメント，来客用セグメントなどと
分割することで，それらのネットワーク間は論理的に切り離され，マルウェア感
染などの問題が生じた場合に，その波及範囲を限定することができるため，セキュ
リティが向上する。VLAN を利用するためには，VLAN 対応のルータやスイッチ
ングハブ（スマートスイッチと呼ばれることがある）が必要となる。

　先に述べたように，ネットワークをセグメントに分割することで，マルウェア
感染などが発生した場合の影響範囲を局所化することができるため，安全性を向
上させることができる。どの程度のセグメント化を行えばよいかは，病院の規模
や利用者数，接続機器の種類や数などによるため，一概にはいえない。例えば，
大学病院のような大規模病院であれば，電子カルテシステムに接続する診療系，
医療事務に関する PC などが接続される事務系，医療機器が接続される医療機器

系，マイナンバーカードを利用したオンライン資格確認系，手術部，検査部などの部門ごとの部門系，大学が設置した教育研究用の教育研究系などが考えられる。また，入院患者向けに無線 LAN を提供している場合は，別のセグメントに分けるべきである。

(3) DHCP

　自宅のルータに LAN ケーブルで PC を接続すると，自動的に IP アドレスが設定され，インターネットに接続されることが多い。このように，ネットワークに接続した機器に対して，IP アドレスや DNS サーバなどの通信に必要な設定情報を自動的に割り当てるプロトコルとして，DHCP（Dynamic Host Configuration Protocol）がある。家庭用ルータには DHCP サーバの機能が内蔵されており，初期設定では有効になっていることが多い。そのため，LAN ケーブルで接続するだけで，インターネットに接続される。これは便利である反面，接続されたどんな機器であっても，ネットワークに接続できてしまうため，セキュリティ上のリスクも存在する。

　DHCP サーバがネットワークに接続した機器に対して，IP アドレスを割り当てるときには，接続した機器の MAC アドレスに IP アドレスを対応づけて管理する。MAC アドレスはネットワーク機器ごとに固有の番号であるので，接続を許可したいネットワーク機器の MAC アドレスを DHCP サーバに登録することで，許可したネットワーク機器にのみ，DHCP による IP アドレスなどの割り当てが行える。MAC アドレスはネットワーク機器ごとに固有の番号であるとされているが，実際には書き換えることができる。さらには，iOS 14，Android 10 以降では，プライバシー保護のために，ランダム化された MAC アドレスを利用する機能が初期設定で有効となっている。このように，MAC アドレスフィルタリングをセキュリティ対策として利用する場合には，十分な注意が必要である。

(4) プロキシ

　通常は，パソコンなどが Web サイトにアクセスするときには，パソコンが

Webサイトに直接接続し，データのやりとりをする。プロキシサーバ（proxy server）はパソコンなどのクライアントがWebサイトにアクセスするときに，それらの間に入って，通信を中継する役割を担う。プロキシは，「代理」という意味であり，クライアントに変わってWebサイトにアクセスし，Webサイトから受信したデータをクライアントに中継する。このようなプロキシサーバのことを，フォワードプロキシ（forward proxy）という。フォワードプロキシを用いることで，クライアントはWebサイトに直接接続することなく，Webサイトから見ると，フォワードプロキシが接続しているように見える（図3.16(a)）。そのため，Webサイトに対して，アクセス元であるクライアントを隠すことができる。また，フォワードプロキシを利用するクライアントが多数の場合，一度アクセス

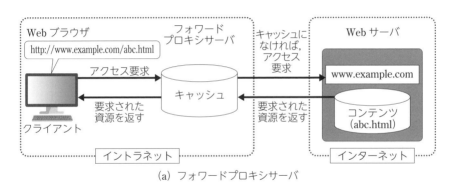

（a）フォワードプロキシサーバ

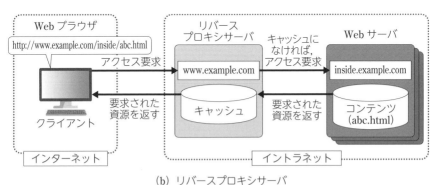

（b）リバースプロキシサーバ

図 3.16 フォワードプロキシサーバとリバースプロキシサーバ

したWebサイトの情報をキャッシュとして保存しておくことで，他のクライアントが同様のWebサイトへのリクエストを行った場合に，キャッシュの結果を返すことで，結果表示の高速化が期待できる。例えば，社用パソコンで共通に使われているソフトウェアのアップデートがあった場合に，各パソコンがインターネット上にあるアップデート配信サーバに接続すると，インターネット通信が輻輳してしまうが，LAN上のフォワードプロキシがそのアップデートをキャッシュしていれば，インターネットに出ていくことなく，高速なLAN内の通信のみで完結することができる。さらには，組織内からインターネットへの通信のすべてをフォワードプロキシ経由に設定すれば，すべての通信がフォワードプロキシを経由するので，どのクライアントがどのWebサイトにアクセスしようとしているかのアクセスログを記録することができ，さらに接続させたくないWebサイトへの通信をフォワードプロキシで遮断することもできる。このように，プロキシサーバを用いることで，通信の高速化やセキュリティを向上させることができる。

　フォワードプロキシが，Webサイトに対してアクセス元であるクライアントを隠すことができるように，その反対に，アクセス元であるクライアントからWebサイトを隠すことができるリバースプロキシ（reverse proxy）もある。多数のWebアクセスが行われる大規模なWebサイトなどでは，Webサーバが1台ではなく，複数台で構成されていることが一般的である。そのような複数台のWebサーバの前に，リバースプロキシを置くことで，アクセス元からはリバースプロキシしか見えなくなり，アクセス元のクライアントが直接Webサーバにアクセスすることができなくなる（図3.16(b)）。これによって，不正アクセスを防止する役割が期待できる。また，フォワードプロキシと同様に，リバースプロキシがキャッシュを行うことで，後方にあるWebサーバへのリクエストを減らし，負荷軽減を行うこともできる。

(5) ファイアウォール

　信頼できるネットワークと信頼できないネットワークの間で通信を制御する

ネットワーク機器として，ファイアウォールがある。ファイアウォールは，本来の意味である火災の燃焼を阻止する防火壁と同様に，信頼できないネットワークからのサイバー攻撃を遮断することで，信頼できるネットワークを守る役割がある。つまり，ファイアウォールが信頼境界（trust boundary）となり，外部から内部への攻撃を防ぐ（図3.17）。ファイアウォールは，単体のネットワーク機器としても存在するが，ルータに内蔵されていることが多く，また，Microsoft Windows や macOS，Linux などでは，ソフトウェアのファイアウォールが導入されている。

ファイアウォールは信頼境界に設置されるが，それは LAN とインターネットの間だけではなく，LAN 内の異なるセグメント間においても，ファイアウォールが設置されることがある。サイバー攻撃はインターネットからのみ行われるわけではなく，マルウェアに感染した LAN 内のコンピュータから行われることもある。そのため，LAN 内であっても，ファイアウォールでフィルタリングを行う必要がある場所には，適切に導入することが望まれる。前述したように，Microsoft Windows やサーバによく利用される Linux では，ソフトウェアファイアウォールが利用可能なので，各コンピュータにおいて，適切な設定を行うことで，安全性を高めることができる。

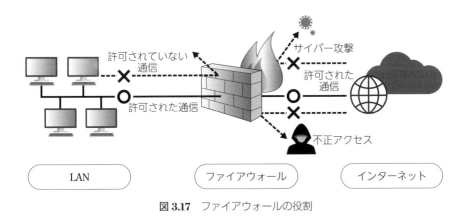

図3.17 ファイアウォールの役割

(6) IDS と IPS

不正な通信やサイバー攻撃を検知したり，防止したりするものとして，IDS（Intrusion Detection System，侵入検知システム）と IPS（Intrusion Prevention System，侵入防止システム）がある。IDS には，ネットワーク上でネットワークを流れる通信を監視するネットワークベース IDS と，サーバ上でサーバへの攻撃を監視するホストベース IDS がある。また，あらかじめ登録されている攻撃パターン（シグネチャという）にマッチするかどうかで判断するシグネチャ型と，正常な状態から外れた異常を検出するアノマリ型がある。

(7) WAF

ファイアウォールや IDS はそれぞれ，サイバー攻撃を防ぐセキュリティ機器であるが，これらをすり抜けて，サーバにサイバー攻撃が到達することがある。特に近年では，通信の暗号化に TLS（Transport Layer Security）が利用されている場合が多く，トランスポート層のファイアウォールや IDS では，暗号化されているために，正しく防ぐことができない。このような状況で，TLS の暗号化を復号した後に，通信内容に基づいてサイバー攻撃を防ぐアプリケーション層のセキュリティ機器として，WAF（Web Application Firewall）がある。WAF は，アプリケーション層で制御を行うファイアウォールの一種であり，L7 ファイアウォールと呼ばれることもある。WAF は，アプリケーション層のプロトコルである HTTP などの具体的な通信内容に基づいて制御を行う。前述のとおり，多くの通信は TLS で暗号化されているため，WAF には TLS 通信を復号する TLS ロードオフの機能を持ち，WAF の背後にあるサーバへのリバースプロキシとして配置されることが多い。

(8) VPN

LAN はローカルエリアネットワークなので，拠点ごとに形成される。そのため，本店や支店が存在する企業においては，本店の LAN，支店 A の LAN，支店 B の LAN などと拠点ごとに LAN が形成される。しかし，支店規模が大きくない場合

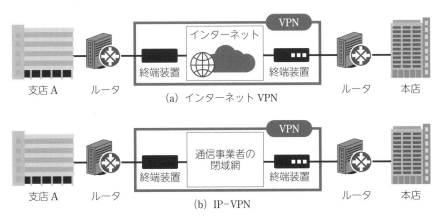

図 3.18　インターネット VPN と IP‐VPN

には，本店のサーバを利用したいという場合が存在する。そのような場合に，物理的な距離が離れている異なる拠点間を接続し，LAN 同士を接続する技術として，VPN（Virtual Private Network）がある。例えば，支店からの接続を受け入れる本店には，VPN 装置を LAN 内のインターネットから通信できる場所に設置する。支店のネットワーク機器，あるいは VPN 装置は，本店の VPN 装置に接続することで，本店の LAN を利用できるようになる。VPN には，インターネットを利用するインターネット VPN と，通信事業者が持つ閉域網を利用する IP-VPN がある（図 3.18）。インターネット VPN は，VPN 装置を設置すれば利用可能になるため，導入が容易であり，費用も少ない。対して，IP-VPN はインターネットとは別の通信回線が必要であり費用がかかるが，インターネット VPN に比べて安全性は高い。

3.3　IoT の基礎

　今までインターネットに接続されていなかったセンサ機器やアクチュエータなどのあらゆるモノが通信機能を持ち，インターネットに接続して，クラウドサービスなどを利用して，相互に情報交換する仕組みを，モノのインターネット，

IoT（Internet of Things）という。IoT によって，センサ機器，アクチュエータ，自動車，建物，家電製品，小型電子機器など様々なモノがインターネットを介して接続され，相互に連携することで，今まで収集できなかった情報やデータが収集され，処理され，連携することが可能となった。特に，通信機能の小型化，低価格化，クラウドなどのネットワークインフラの向上，高性能化によって，IoT は急速に広がってきている。

IoT が利用される場面としては，製造業の工場などの産業利用，ビルのエネルギー管理である BEMS（Building Energy Management System）や家のエネルギー管理である HEMS（Home Energy Management System），道路の交通量調査，個人のヘルスケア管理など様々である。身近にある具体的な IoT 機器の例としては，体重計，血圧計，冷蔵庫，洗濯機，スピーカ，電力メータ，電源タップなどが挙げられる。

3.3.1　IoT ネットワーク

IoT ネットワークを構成する要素として，末端の機器であるデバイス，データが収集・集約される先としてのクラウド，そしてデバイスとクラウドの中間に位置する IoT ゲートウェイやエッジサーバがあり，これらが IoT ネットワークを構成している。センサデバイスは自らが持つセンサから得られたデータを集約先に送るが，デバイスに近いネットワークでいったん集約する場合，デバイスとクラウドの中間に位置するエッジサーバに送る。エッジサーバは複数のセンサデバイスからのデータを集約し，さらに上位にあるクラウドにデータを送る。クラウドはエッジサーバから送られてくるデータを集約するとともに，処理や分析を行い，データを利用者に提供したり，アクチュエータに指示を出したりする。エッジサーバは必ずしも必要ではなく，センサデバイスからクラウドに直接データを送る場合もある。エッジサーバのようにデータの集約は行わないが，複数のセンサデバイスをネットワークとして束ねる場合には，IoT ゲートウェイと呼ばれる機器が利用される。

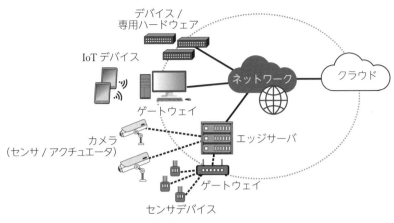

図 **3.19** IoT ネットワークと IoT 機器

🔒 3.3.2 クラウド

　一般的に，クラウドと呼ばれるが，正しくはクラウドコンピューティング（cloud computing）であり，インターネットなどのネットワークを経由して，計算資源などをサービスとして提供する利用形態のことを指す。クラウドの利用形態によって，複数の種類があり，SaaS（Software as a Service），PaaS（Platform as a Service），IaaS（Infrastructure as a Service）がある（図 3.20）。

　SaaS は，クラウドにあるソフトウェアを利用できるサービスであり，クラウドに接続できれば，利用者の機器や OS によらず，同じように利用することがで

SaaS	PaaS	IaaS
アプリケーション		
ミドルウェア	ミドルウェア	
オペレーティングシステム	オペレーティングシステム	
ハードウェア	ハードウェア	ハードウェア
ネットワーク	ネットワーク	ネットワーク

図 **3.20** クラウドの利用形態の比較

きる。SaaSで提供されるソフトウェアのアップデートやバージョンアップはサービス提供者が行うため，SaaSの利用者はソフトウェアのアップデートを気にすることなく，常に最新のソフトウェアを利用することができる。SaaSの代表例としては，Gmail，Dropbox，Slackなどがある。

　PaaSは，クラウドにあるプラットフォームを利用できるサービスである。PaaSはSaaSとは違い，サービス提供者からアプリケーションソフトウェアは提供されず，アプリケーションソフトウェアを提供するためのミドルウェアやOS，ハードウェアといった環境が提供される。そのため，SaaSとは違い，PaaS上で，自分たちが開発した独自のアプリケーションソフトウェアを実行することができ，サービス化することができる。PaaSの代表例としては，Amazon Web Services（AWS），Microsoft Azure，Google Cloud Platform（GCP）などがある。

　IaaSは，クラウドにあるネットワークやサーバなどの計算機資源を利用できるサービスであり，アプリケーションソフトウェア，ミドルウェア，OSは提供されない。IaaSで利用できるのは，計算機資源のみであるので，IaaSの利用者は自らOSを導入し，必要なミドルウェアを導入し，アプリケーションソフトウェアの実行環境を整備する必要がある。IaaSで提供されるのは，いわゆるサーバである。IaaSを利用しない場合，社内などに物理的なサーバを準備し，ネットワークを敷設し，サービスを提供する環境を準備することになる。このような環境をオンプレミス（on-premise）という。IaaSはオンプレミスほどの自由度はないが，物理的な設置場所や電気代を気にする必要がなく，またハードウェアの故障や電源冗長化などはサービス提供者が行うため，ランニングコストを削減することができる。IaaSの代表例としては，Google Cloud，IBM Cloud，Oracle Cloud Infrastructure（OCI）などがある。

　IoTデバイスは，小型軽量な機器であることも多く，様々な場所に設置されることもあり，デバイスの駆動電力がバッテリのみで，潤沢なコンピューティングができないことも少なくない。そのようなIoTデバイスでは，センシングや通信を間欠動作にするなどの運用上の工夫が必要となる。また，電力が確保できる状況であっても，小型機器であるために，十分な処理性能を有していないことも多

い。近年では，半導体の高性能化によって，Linux が動く IoT 機器も珍しくなくなってきた。IoT デバイスの通信は，携帯電話網である 4G や 5G，Wi-Fi などが用いられるが，駆動電力に制約がある場合には，省電力の Wi-Fi HaLow や LPWA（Low Power Wide Area）などが利用される。

3.3.3 IoT と医療機器

医療機器に関する IoT としては，大きく分けて，IoMT と MIoT がある。

IoMT は Internet of Medical Things であり，医療におけるモノのインターネットである。IoMT は，様々な医療機器やヘルスケアデバイスなどが，クラウドなどにある情報システムとインターネットを介してつながり，医療データやヘルスケアデータの収集と分析を可能とする技術や概念を指す（図 3.21）。つまり，様々な医療機器が Wi-Fi や Bluetooth などの通信機能を有し，計測された情報をクラウドに送信したり，遠隔地からインターネットを介して，医療機器を操作して制御することが可能となる。これによって，新しい治療方法の研究や医学的知見，

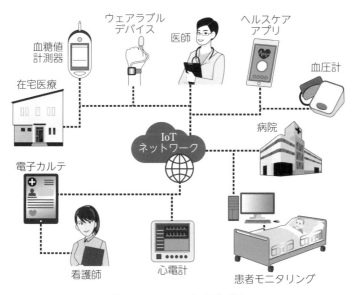

図 3.21 IoMT の概念構成図

患者の QoL 向上などが期待できる。

　MIoT は Medical Internet of Things であり，IoMT が医療機器の IoT であるのに対して，MIoT は医療のための IoT である。一般に，この 2 つの用語は混同されて，同じ意味で用いられることが多いが，専門的には意味が異なっている。本書では，主に IoMT を取り扱う。

　病院のネットワーク構成として，電子カルテに加え，各種検査システムや診療報酬に関するシステムなど，いくつかの個別システムにより構成されている。多くのシステムはインターネットから分離し，必要最低限の通信に制限することでセキュリティリスクの低減を行っているが，一部のシステムではインターネットとの接続が必要であり，対策の必要性が高まっている。この中でインターネットに接続する医療機器群（IoMT）は，情報システムに対し，患者情報や機器情報の入出力を行うインタフェースとしての役割を持つ。適切な医療を行うためには IoMT 機器を扱うこととなる臨床の医療者が，セキュリティリスクに対する脅威と対策を理解し，適切に運用することが求められる。

🔒 3.3.4　データの収集と利活用

　IoT デバイスは実空間（フィジカル）で，センサなどを用いてデータの収集を行い，IoT ゲートウェイを経由して，サイバー空間のクラウドにデータを蓄積する。そして，複数の IoT デバイスから集められたデータを分析した結果に基づいて，実空間のアクチュエータやロボットを制御することで，サイバーとフィジカルを融合したシステム（Cyber-Physical System：CPS）が実現できる。

　例えば，実世界のセンサとして，温度センサ，湿度センサ，日照センサがあり，またインターネット上の天気予報や電力需給状況がデータとして蓄積されているとする。クラウドでは，それら蓄積されたデータを分析し，この先，日中は晴れの時間が続き，気温が上がることが予測できたとすれば，アクチュエータであるエアコンに，冷房運転の指示を出すとともに，太陽光発電など HEMS 機器に，太陽光発電と商用電力の給電割合の制御を行うことで，エネルギー効率の最適化を目指すことができる。

問1 2 進数 01010101 を 3 倍した 2 進数はどれか。

[第 34 回 臨床工学技士国家試験 午前 問 61]

1. 10000000
2. 10101010
3. 10101101
4. 11101110
5. 11111111

問2 記憶装置について誤っているのはどれか。

[第 33 回 臨床工学技士国家試験 午後 問 57]

1. フラッシュメモリは揮発性メモリの一種である。
2. ハードディスクは情報を磁気的に記録する。
3. RAM は記憶内容を変更することができる。
4. RAM は主記憶装置として使われる。
5. ROM は電源を切っても情報を保持する。

問3 IP アドレスについて誤っているのはどれか。

[第 33 回 臨床工学技士国家試験 午後 問 58]

1. IPv4 は 8 ビットごとに 192.168.100.1 のように表記している。
2. ネットワークアドレス部とホストアドレス部で構成される。
3. グローバル IP アドレスは各国の政府機関で管理されている。
4. LAN 内のみで使えるアドレスをプライベート IP アドレスという。
5. 枯渇に対応して 128 ビットの IPv6 への移行が進められている。

問4　コンピュータの入出力インタフェースについて正しいのはどれか。

［第 31 回 臨床工学技士国家試験 午前 問 58］

1. IEEE 1394 は無線 LAN の規格である。
2. USB はパラレルインタフェースである。
3. USB のデータ転送速度は RS-232C よりも速い。
4. シリアル ATA は複数のコンピュータ間の通信に使用される。
5. HDMI はコンピュータとハードディスクの接続に使用される。

問5　コンピュータの構成要素であるハードウェアやソフトウェア資源を管理するために，ソフトウェアが共通に利用する基本的な機能を実装したシステムソフトウェアはどれか。

1. アプリケーションソフトウェア
2. オペレーティングシステム
3. カーネル
4. デバイスドライバ
5. ミドルウェア

問6　192.168.32.0/22 ネットワークが持つホスト部のアドレス数はどれか。

［2021 年 医療情報技師能力検定試験・情報処理技術系 問 24］

1. 128
2. 256
3. 512
4. 1,024
5. 20,487

問7 IP アドレスなどのネットワーク情報を提供するプロトコルはどれか。

［2021 年 医療情報技師能力検定試験・情報処理技術系 問 27］

1. FTP
2. DHCP
3. HTTP
4. POP3
5. SMTP

問8 インターネット上に構築された，あたかも専用線のように使うことができる仮想的なネットワークはどれか。

1. LAN
2. NAPT
3. VLAN
4. VPN
5. WAF

問9 センサ機器やアクチュエータなどのあらゆるモノが通信機能を持ち，インターネットに接続して，クラウドサービスなどを利用し，相互に情報交換する仕組みはどれか。

1. BEMS
2. HEMS
3. IDS
4. IoT
5. IPS

問10 アプリケーションサービスを提供するクラウドサービスモデルはどれか。

[2019 年 医療情報技師能力検定試験・情報処理技術系 問 49]

1. BaaS
2. DaaS
3. IaaS
4. PaaS
5. SaaS

 参考文献

[1]　IEEE, "IEEE 802.3 ETHERNET WORKING GROUP", https://www.ieee802.org/3/

[2]　IEEE, "IEEE 802.11 WIRELESS LOCAL AREA NETWORKS", https://www.ieee802.org/11/

[3]　IEEE, "802.1X: Port-Based Network Access Control", https://1.ieee802.org/security/802-1x/

[4]　IETF: RFC 1180, "A TCP/IP Tutorial", https://datatracker.ietf.org/doc/html/rfc1180

[5]　IETF: RFC 1918, "Address Allocation for Private Internets", https://datatracker.ietf.org/doc/html/rfc1918

[6]　ISO/IEC 7498-1:1994, "Information technology — Open Systems Interconnection — Basic Reference Model: The Basic Model", http://standards.iso.org/ittf/PubliclyAvailableStandards/s020269_ISO_IEC_7498-1_1994(E).zip

[7]　ITmedia Mobile「とっても複雑な USB Type-C の世界 ケーブルのトラブルを防ぐには？」https://www.itmedia.co.jp/mobile/articles/2201/14/news027.html

[8]　JPNIC「IP アドレス管理の基礎知識」https://www.nic.ad.jp/ja/ip/admin-basic.html

[9]　JPNIC「VPN とは」https://www.nic.ad.jp/ja/newsletter/No67/0800.html

[10]　JPNIC「インターネット用語 1 分解説：CIDR とは」https://www.nic.ad.jp/ja/basics/terms/cidr.html

[11]　JPNIC「インターネット用語 1 分解説：DHCP とは」https://www.nic.ad.jp/ja/basics/terms/dhcp.html

[12]　JPNIC「インターネット 10 分講座：DNS」https://www.nic.ad.jp/ja/newsletter/No22/080.html

[13]　JPNIC「インターネット用語 1 分解説：FQDN とは」https://www.nic.ad.jp/ja/basics/

terms/fqdn.html

［14］JPNIC「イ ン タ ー ネ ッ ト 用 語 1 分 解 説：NAT(Network Address Translation)/ NAPT(Network Address and Port Translation) と は 」https://www.nic.ad.jp/ja/basics/terms/ nat_napt.html

［15］JPNIC「ドメイン名」https://www.nic.ad.jp/ja/dom/

［16］PC Watch「山田祥平の Re:config.sys：Type-C，ややこしいのはポートの仕様」Impress, https://pc.watch.impress.co.jp/docs/column/config/1345348.html

［17］Wi-Fi Alliance, "Discover Wi-Fi", https://www.wi-fi.org/ja/discover-wi-fi

［18］井上直也・村山公保・竹下隆史・荒井透・苅田幸雄『マスタリング TCP/IP 入門編 第 6 版』 オーム社，2019.

［19］カゴヤ・ジャパン「【初学者向け】IaaS/PaaS/SaaS の違いからクラウドの本質を理解する！」 https://www.kagoya.jp/howto/engineer/itsystem/iaas-paas-saas-2/

［20］カゴヤ・ジャパン「IDS・IPS とは？不正侵入検知・防御サービス解説」https://www. kagoya.jp/howto/it-glossary/security/ids-ips/

［21］情報処理推進機構「IoT とは？ 今さら聞けない DX 関連用語をわかりやすく解説」https:// dx.ipa.go.jp/iot

［22］情報処理推進機構「基本情報技術者試験（レベル 2）シラバス（Ver. 8.0）」https://www. jitec.ipa.go.jp/1_13download/syllabus_fe_ver8_0.pdf

［23］総務省「クラウドサービス利用・提供における適切な設定のためのガイドライン，ASP・ SaaS の安全・信頼性に係る情報開示指針（ASP・SaaS 編）第 3 版」https://www.soumu. go.jp/menu_news/s-news/01cyber01_02000001_00149.html

［24］総務省「周波数割当計画：国内周波数分配の脚注 J37」https://www.tele.soumu.go.jp/ resource/search/share/pdf/kkokunai.pdf https://www.tele.soumu.go.jp/wari/WarikyakServlet?KYAK=J37

［25］正宗賢「メディカル IoT 治療室内 IoT を中心に」『日本機械学会誌』2018/12，Vol.121, https://www.jsme.or.jp/kaisi/1201-06/

第4章　情報セキュリティにおける脅威

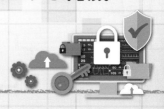

　情報セキュリティの対策は脅威に対して行われる。本章では，一般的な情報セキュリティにおける脅威と，その脅威によってどのような被害が起こりうるかについて説明する。

4.1　サイバー攻撃とは

　スマートフォンの普及により，多くの人が日々当然のようにインターネットを利用し，様々な機器がインターネットに接続される時代になっている。これにより，ネットショッピングやネットバンキングなど，いろいろなことをインターネットで完結することができるようになったが，その反面，常時接続されているインターネットからのサイバー攻撃が問題となっている。

　パソコンやスマートフォン，サーバなどのネットワークに接続されている機器に対して，ネットワークを通して，情報の窃取，改ざん，システムの破壊などを行う行為のことをサイバー攻撃という。サイバー攻撃は，特定の企業や特定の個人を対象とするのみならず，ネットワークにつながっているすべての機器に対する無差別の攻撃もあり，ネットワークにつながる際には，常に対策を心がけなくてはならない。

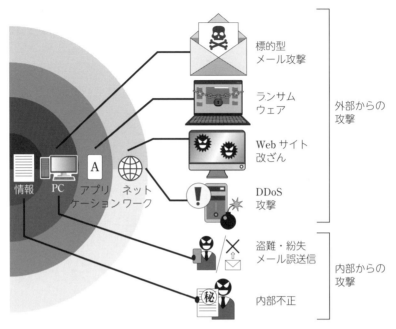

図 **4.1** 多様なサイバー攻撃

(1) サイバー攻撃の目的

　サイバー攻撃の目的は，金銭の詐取，個人情報などの機密情報の窃取，企業や組織などの営業妨害やイメージダウン，個人的な復讐や報復，社会に対する政治的主張，愉快犯など様々である。そのため，攻撃者は，犯罪者，スパイ，ハッカー，愉快犯など様々な立場がある。また，近年の大規模なサイバー攻撃は，組織化されていたり，ビジネス化されたりしており，サイバー攻撃のツールが売買されていたり，攻撃の代行を請け負ったりといったことが行われている。

(2) サイバー攻撃の種類

　サイバー攻撃の目的が多様なように，サイバー攻撃の種類も多岐にわたり様々存在する。特定の攻撃対象に対するサイバー攻撃としては，機密情報の窃取，金銭の詐取，営業妨害などがある。

機密情報の窃取には，マルウェアという悪意あるソフトウェアが用いられる。マルウェアを送り込むために，メールの添付ファイルが利用され，受信者がその添付ファイルを開くことで，そのコンピュータをマルウェアに感染させる。マルウェア感染後は，そのマルウェアがさらに別のマルウェアを外部から取り込み，目的を達成するように活動する。最終的には，攻撃者はマルウェアを利用して，ファイルサーバなどから機密情報を窃取し，その事実を突きつけて，金銭を脅し取ったり，ダークマーケットで機密情報を売買したり，あるいはその機密情報を用いて別の犯罪を実行したりする。

　金銭の詐取には，ランサムウェアというマルウェアが用いられる。ランサムウェアに感染すると，コンピュータ内のファイルが勝手に暗号化され，利用できない状態となる。この暗号化されたファイルを復号するために「金銭を支払え」と脅すことで，金銭（身代金，ランサム）を詐取する（図4.2）。しかし，金銭を支払っても，復号される保証はなく，さらに高額な金銭を要求されることがある。ランサムウェアの対策として，バックアップが重要であることが認知され，バックアップからファイルが復旧できる場合には，ランサムウェアの要求に応じないことが増えてきたため，近年では，ランサムウェアによるファイルの暗号化と同時に，

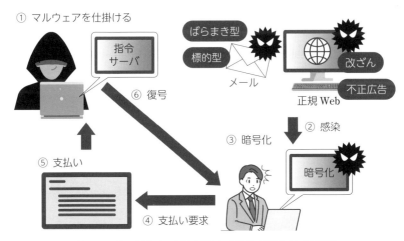

図4.2　ランサムウェアの感染から身代金要求までの流れ

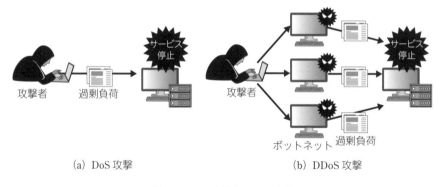

(a) DoS 攻撃   (b) DDoS 攻撃

図 4.3 DoS 攻撃と DDoS 攻撃

それらのファイルや機密情報を窃取することで，金銭を支払わないと機密情報を暴露するという二重脅迫が行われるようになってきた。

　営業妨害には，DoS（Denial of Service）攻撃が行われる。DoS 攻撃は，特定のサーバに対して，サーバの処理性能を超える接続要求を一斉に送ることで，サービスの提供ができない状態にする攻撃である。DoS 攻撃の手法には，SYN フラッド攻撃，UDP フラッド攻撃，リフレクション攻撃など様々な手法がある。また，ボットネットなどを利用することで，多数のホストから特定のサーバを一斉に攻撃する DDoS（Distributed DoS）攻撃がある（図 4.3）。

　不特定の攻撃対象に対するサイバー攻撃には，フィッシングやばらまき型メール攻撃などがある。フィッシング（phishing）は，メールや SMS などで金融機関などをかたって，利用者を偽の Web サイトに誘導し，ログイン情報や個人情報などを入力させ，情報を窃取する詐欺行為の一種である（図 4.4）。例えば「あなたのオンラインバンクで不正なログインが検出されてました。至急，ログイン後にパスワードを変更してください」のように，善意を偽装して利用者をだます手口などが知られている。偽の Web サイトは，一見すると，本物の Web サイトと区別がつかない状態であることが多く，注意していてもだまされることが少なくない。ばらまき型メール攻撃は，不特定多数に対して，マルウェア付きの電子メールを送ったり，不正な Web サイトへ誘導してマルウェアに感染させたりする。

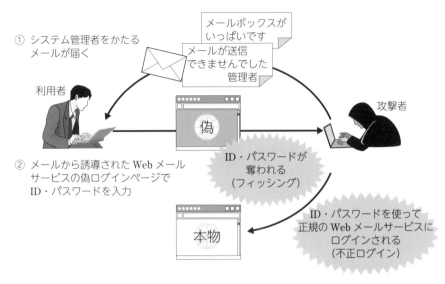

① システム管理者をかたる
　メールが届く

メールボックスが
いっぱいです

メールが送信
できませんでした
管理者

利用者

攻撃者

偽

ID・パスワードが
奪われる
（フィッシング）

② メールから誘導された Web メール
　サービスの偽ログインページで
　ID・パスワードを入力

本物

ID・パスワードを使って
正規の Web メールサービスに
ログインされる
（不正ログイン）

図 4.4　フィッシング

(3) サイバー攻撃の方法

　これらのサイバー攻撃を行うために，メールの添付ファイルとしてマルウェア
を送り込むほか，マルウェアを準備した Web サイトに誘導する方法，正規 Web
サイトを乗っ取って，マルウェアを配布する方法，SMS や SNS のメッセージツー
ルなどを介して誘導する方法などがある。また，OS やソフトウェアに存在する
欠陥である脆弱性（vulnerability）を利用してサイバー攻撃が行われることも多く，
SQL インジェクションやクロスサイトスクリプティングなどの攻撃手法がある。
脆弱性はセキュリティ上の欠陥であるため，セキュリティホール（security
hole）と呼ばれることもある。

4.2 サイバー攻撃の事例

🔒 4.2.1 マルウェア

マルウェア（malware）は，悪意あるソフトウェアの総称であり，malicious software から創られた用語である。マルウェアという用語が使われる以前は，いわゆるコンピュータウイルスと呼ばれていた。コンピュータウイルスは，自己伝染機能，潜伏機能，発病機能を有するプログラムと定義されることが多いが，ワームやトロイの木馬など，コンピュータウイルスに分類できない有害なプログラムが出現し始め，それらを含む包括的な用語として，現在ではマルウェアが使用されている。そのため，マルウェアは，コンピュータウイルス，ワーム，トロイの木馬などを含み，利用者が望まない広告を勝手に表示するアドウェアのような迷惑ソフトウェアも含まれる。

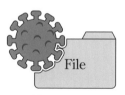
コンピュータウイルス

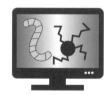
ワーム

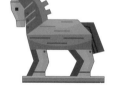
トロイの木馬

(a) マルウェアの分類

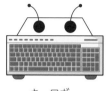
キーロガー

ボット

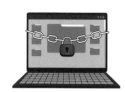
ランサムウェア

(b) マルウェアの機能

図 4.5 マルウェアの分類と機能

最古のマルウェア（コンピュータウイルス）はモリスワームと呼ばれるもので，1990 年代に出現した。その後，プログラミング能力を披露するかのような，自己顕示欲が強い愉快犯的なマルウェアが流行した。さらに，パソコンがインターネットにつながることが当たり前になると，ボットやワームが猛威を振るい，それらによる大規模なサービス拒否攻撃（DDoS）が行われるようになった。近年では，マルウェアを利用して感染端末のファイルなどを暗号化し，金銭を支払うことで暗号化されたファイルを復号するという脅迫を行うランサムウェアの被害が広がっている。特に，地方の中核病院のシステムでランサムウェア被害があり，医療提供ができなくなる問題が引き起こされるなど，社会問題となっている。

　マルウェアの分類としては，大きく分けて，コンピュータウイルス，ワーム，トロイの木馬がある。そして，それらマルウェアの機能として，キーロガーやボットなどがある。

　マルウェア対策としては，いわゆるアンチウイルスソフトの導入が基本となる。アンチウイルスソフトがマルウェアを検出する手法としては，シグネチャと呼ばれるマルウェアの特徴が書かれた情報を元にマルウェアを探し出すシグネチャマッチング（あるいはパターンマッチング），サンドボックスと呼ばれる特別な環境下で実際に動かしてみて不正な動きをするかどうかを調べるヒューリスティック検知（あるいはビヘイビア検知）などがある。シグネチャマッチングの場合，シグネチャを更新しないと，新しいマルウェアや亜種に対応することができないため，アンチウイルスソフトを単に導入するだけではなく，定期的なシグネチャ更新が必要となる。また，新しいマルウェアや標的型攻撃に用いられるマルウェアの場合，アンチウイルスソフトでは検知することができないことも少なくないため，不審なファイルが送られてきた場合や，怪しい Web サイトが表示されたときは，十分に注意する必要がある。

　マルウェアの感染時に，OS やアプリケーションの脆弱性を利用されることも多い。そのため，OS やアプリケーションの更新情報にも注意を払い，脆弱性対策のセキュリティアップデートが提供された場合には，速やかに適用し，最新の状態を維持することが望まれる。一方で，標的型攻撃などの高度な攻撃には，ま

だ知られていない未知の脆弱性を利用した攻撃が行われることもある。このような未知の脆弱性を利用した攻撃をゼロデイ攻撃（0-day attack）といい，OSやアプリケーションの脆弱性対応が行われるまで，危険にさらされ続けるため，使用の中断やネットワークの切断，別のネットワーク機器による対応などが必要となることもある。

（1）コンピュータウイルス

　コンピュータウイルス（computer virus）は，実行可能ファイルであるプログラムに寄生して，そのプログラムが実行されることで，コンピュータに感染する（図4.6）。コンピュータウイルスは，電子メールの添付ファイルや，USBメモリなどの外部記憶装置から，コンピュータ内に入り込むが，利用者がそのファイルを実行したり，開いたりしないかぎり，コンピュータに感染することはなく，感染活動も行われない。利用者が実行しなくても，OSやアプリケーションにリモートコード実行（remote code execution：RCE）の脆弱性があると，バッファオーバフロー（buffer overflow：BOF）などを利用して，遠隔から送り込まれた任意のプログラムを実行されてしまうことがある。

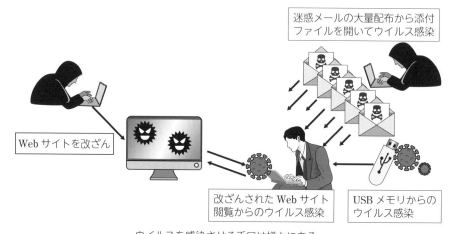

迷惑メールの大量配布から添付ファイルを開いてウイルス感染

Webサイトを改ざん

改ざんされたWebサイト閲覧からのウイルス感染

USBメモリからのウイルス感染

ウイルスを感染させる手口は様々にある

図4.6　コンピュータウイルスの感染経路の例

(2) ワーム

ワーム（Worm）は，コンピュータウイルスと同様に，他のコンピュータへ感染を広げるが，コンピュータウイルスとは異なり，自らの力で感染活動を繰り返し，他のコンピュータへ感染を拡大させる。この感染活動には，電子メールの添付ファイルとして自分自身のコピーを送ったり，共有フォルダに自身のコピーを置いたり，コンピュータの脆弱性を利用して，ネットワーク経由で周囲のコンピュータに感染を広げたりする（図4.7）。

コンピュータウイルスがコンピュータ内のプログラムに寄生するのに対して，ワームとトロイの木馬は他のプログラムに寄生することなく，単独のプログラムとして存在するため，コンピュータウイルスに比べて活動に必要な制約が少なく，活動範囲が広い。

ワームに分類される著名なマルウェアとしては，Code Red，MS Blaster，Nimda，SQL Slammer などがある。いずれも非常に強い感染力を持ち，世界中で多数の感染が確認された。なかでも，SQL Slammer は活動開始からわずか10分で，7万5千台以上のサーバに感染を広げたといわれている。一方では，感染

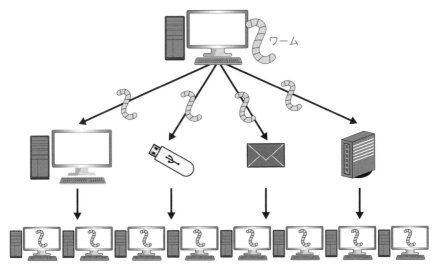

図 4.7 ワームの感染の広がり方

活動が活発なため，監視網にかかりやすく，比較的短期間で発見され，対処されることも少なくない。

(3) トロイの木馬

　トロイの木馬（Trojan）は，感染したコンピュータで悪意ある活動を行うが，それ自体が他のコンピュータに感染を広げることはしない。トロイの木馬の攻撃対象は，感染したコンピュータ自身であり，利用者の個人情報やパスワードを盗んだり，データの破壊を行ったりする（図4.8）。

　トロイの木馬がコンピュータに感染する多くの場合は，善良なソフトウェアを装って，コンピュータに侵入し，感染する。例えば，Web上の広告として「あなたのコンピュータはマルウェアに感染しています。このソフトウェアをインストールしてすぐに駆除！」のような表示を行い，善良なソフトウェアのふりをして，利用者のコンピュータにインストールされるように仕向ける。インストールされたソフトウェアは，感染していたマルウェアを善良に駆除することもあるが，それと同時に，トロイの木馬をコンピュータに侵入させる。コンピュータに侵入

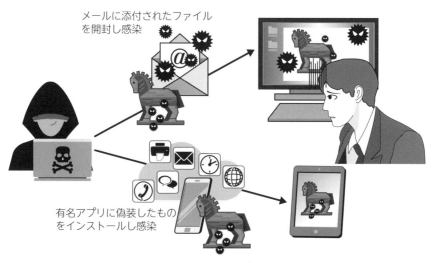

メールに添付されたファイル
を開封し感染

有名アプリに偽装したもの
をインストールし感染

図4.8　トロイの木馬

したトロイの木馬は，バックドアと呼ばれるコンピュータへの侵入口を準備し，個人情報の窃盗やデータ破壊などの目的を達成するための別のマルウェアを呼び込む。このように，別のマルウェアを取得する機能をダウンローダやドロッパなどと呼ぶ。ダウンローダによって，様々なマルウェアが導入され，被害が拡大していく。トロイの木馬は，様々なマルウェアに感染する第一歩になり得る。

(4) キーロガー

キーロガー（Key Logger）は，キーボードなどからの利用者の入力を監視し，それを記録することで，パスワードなどの秘密情報を盗み取る，マルウェアの機能である（図4.9）。キーロガーは，利用者の入力を盗み見るだけなので，感染している事実に気づきづらく，長期的に情報が盗み取られることがある。

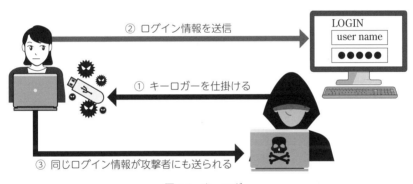

図4.9 キーロガー

(5) ボット

ボット（Bot）はrobotの略語であり，ある目的を持った自動化されたプログラムのことである。ボットには，Web上の情報を自動収集するクローラや，利用者のリクエストに自動応答するチャットボットなど，悪意がないものも多く存在するが，ここでは悪意あるボットについて説明する。

ボットは感染したコンピュータ自体に直接の危害を加えることは少なく，感染したコンピュータを利用して，他のコンピュータやサーバを攻撃する。例えば，

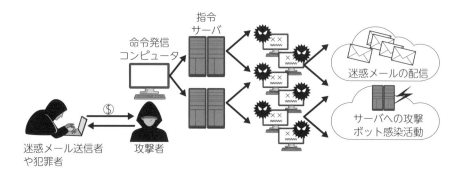

図 4.10　ボットとボットネット

特定のサーバに対して，短時間に大量のアクセスを行うことで，正常なサービス
を提供できなくする DDoS 攻撃は，ボットに感染した多数のコンピュータで構
成されるボットネットによって行われる（図 4.10）。

(6) ルートキット

ルートキット（Rootkit）は，マルウェアがコンピュータに感染し，バックド
アなどによって感染したコンピュータへのアクセスが可能になった後に，攻撃者
が使用するツール群である。攻撃者はルートキットを使って，感染したコンピュー
タでの潜伏や活動を隠蔽し，利用者に見つかりにくくする。

(7) ランサムウェア

ランサムウェア（Ransomware）は，コンピュータに感染した後に，ファイル
を暗号化するなどして，利用者のシステムへのアクセスを制限し，この制限を解
除するために，身代金（ransom）を支払うよう要求するマルウェアである。こ
のときに要求される身代金は，ビットコインなどの暗号通貨（crypto-currency）
であることがほとんどである。

ランサムウェアでは，ファイルを暗号化するなどして，利用者が利用できない
状態にして，そのファイルを元に戻す条件として，身代金を支払うように要求す

るが，身代金を支払っても復旧されないどころか，さらに高額な身代金を要求されたり，別のランサムウェアの標的にされたりすることがある。そのため，このような暗号化型ランサムウェアへの対策としては，ファイルのバックアップが重要となる。定期的にファイルのバックアップを行っておくことで，ランサムウェアによってファイルが暗号化された場合は，システムを初期化し，バックアップからの復元によって，情報資産を取り戻す。

　一方，ファイルの暗号化に加えて，秘密情報などの窃取も同時に行い，その窃取した秘密情報を公開するという脅しによって，身代金を要求する二重恐喝型のランサムウェアも存在する。二重恐喝型の場合，身代金を支払わずに，バックアップからファイルを復元できたとしても，窃取された秘密情報が公開されることで，情報漏えいによる損害賠償などの被害が発生する。

　ランサムウェアとして，著名なマルウェアとしては，WannaCry，CryptoLocker，Petyaなどがあり，特にWannaCryは世界150か国で23万台以上のコンピュータに感染し，猛威を振るった。

🔒 4.2.2　標的型攻撃

　標的型攻撃（targeted attack）は，特定の企業や組織を狙ったサイバー攻撃であり，業務に関係するメールと区別がつかない巧妙に作り込まれた添付ファイル付きのメールを利用してマルウェアに感染させる，標的型メール攻撃がよく知ら

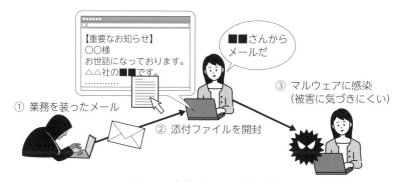

図4.11　標的型メール攻撃の例

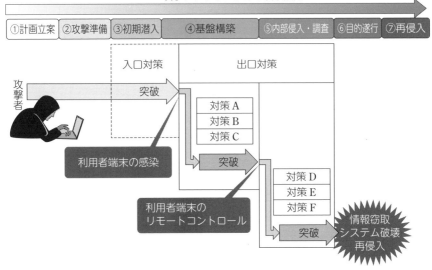

図 4.12 標的型攻撃のシナリオ

れている（図 4.11）。ほかにも，攻撃対象者がよく利用する Web サイトに不正な
プログラムを仕込み，マルウェアに感染させる水飲み場攻撃がある。いずれも，
用意周到に準備され，十分に注意をしていても回避することが難しい。標的型攻
撃では，攻撃者がその目的を達成するまで，攻撃を持続的に繰り返す APT
（Advanced Persistent Threat）攻撃に発展することがある。

　標的型攻撃では，政府機関や公共機関をはじめ，大企業，製造業などの価値が
高い知的財産を有している組織が狙われやすい。標的型攻撃では，計画立案，攻
撃準備，初期潜入，基盤構築，内部侵入・調査，目的遂行，再侵入の 7 段階の攻
撃シナリオに分けることができ，各段階に対する適切な対策を行うことが重要と
なる（図 4.12）。

4.2.3　迷惑メール

　迷惑メール（unsolicited mail，junk mail，spam mail）は，利用者が望んでいない電子メール全般を指すが，フィッシング（phishing）やマルウェア感染などを目的に不特定多数に送信されるばらまき型メール攻撃も迷惑メールの一種である。

　フィッシングは、ネットバンキングやネットショッピングなどになりすまして，利用者の個人情報をだまし取る詐欺行為である。フィッシングメールでは，企業からのメールを装い，本物の Web サイトと区別がつかない偽の Web サイトに利用者を誘導し，ログインに必要な ID やパスワード，電話番号やクレジットカード番号などを入力させ，その情報をだまし取る。偽の Web サイトは本物の Web サイトをコピーして作られていることが多く，見た目で判断することは難しい。本物の Web サイトがサイバー攻撃で改ざんされた状態でないかぎり，本物の Web サイトとは異なる攻撃者が準備した偽の Web サイトに誘導されるので，本物の Web サイトとは URL が異なっているが，誤認しやすいドメイン名が利用されるなどで，だまされる人は後を絶たない。この際，フィッシングサイトに入力された情報を本物の Web サイトに転送し，最終的に利用者は本物の Web サイトにアクセスさせられることもあり，利用者がフィッシングされたことに気づきづらくすることで，その間にオンラインバンクから送金されたり，クレジットカードで買い物をされたり，アカウントを乗っ取られたりする。

　このような迷惑メールを防ぐために，電子メールのセキュリティとして，SPF（Sender Policy Framework），DKIM（Domainkeys Identified Mail）などがある（図4.13）。これらによって，サーバ管理者が管理下にあるドメインからのメールはあらかじめ登録されたメールサーバからのみ送られることを宣言しておくことで，それ以外の攻撃者が準備したサーバなどから，ドメインを偽って送信されるメールを不正なものであると判断することが可能となり，受信側メールサーバで迷惑メールかどうかを判断することが可能となる。ただし，SPF や DKIM は，ドメインを詐称したメールの判断は適切に行われるが，ドメインを詐称しないメールの場合，SPF と DKIM のチェックを通過するので，十分に注意は必要である。

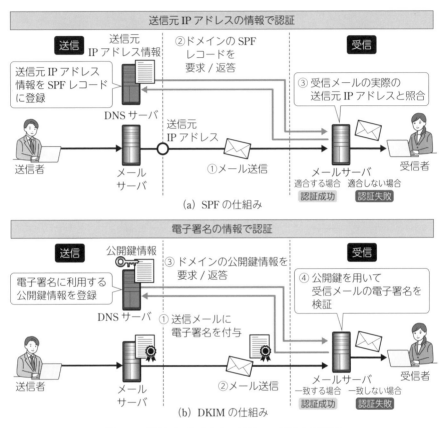

図 4.13 電子メールのセキュリティ：SPF と DKIM

　電子メールにマルウェアを添付ファイルとして送ってくる場合，メールサーバにおいてアンチウイルスソフトのチェックに引っかかることがある。しかし，添付ファイルがパスワード付き zip ファイルになっていると，パスワードがわからないかぎり，zip ファイルの中身を検査できないため，アンチウイルスソフトを通過して受信することがある。メールでパスワード付き zip ファイルでオフィス文書などをやりとりすることは，日本のビジネスの場面では少なくない。そのため，これを逆手にとってマルウェア送付に利用されている現状があり，パスワード付き zip ファイルをメールで送るような状況を揶揄した PPAP（Password 付き

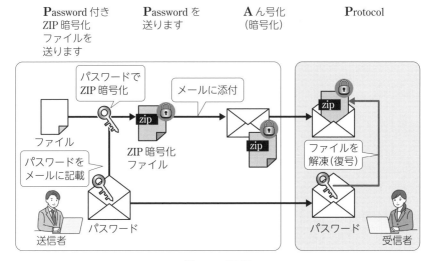

Password 付き ZIP 暗号化 ファイルを 送ります

Password を 送ります

A ん号化 (暗号化)

Protocol

パスワードで ZIP 暗号化

メールに添付

ファイル

ZIP 暗号化 ファイル

パスワードを メールに記載

ファイルを 解凍(復号)

送信者

パスワード

パスワード

受信者

図 4.14 PPAP

zip ファイルを送ります，Password を送ります，Angoka（暗号化），Protocol（プロトコル））という言葉が一部でよく知られている（図 4.14）。2020 年頃から，PPAP のセキュリティ上の問題が認知されはじめ，時を同じくし，PPAP を悪用した Emotet と呼ばれるマルウェアが猛威を振るったこともあり，PPAP の廃止を表明する企業が増えてきている。

4.2.4　不正アクセス

　不正アクセス（unauthorized access）とは，本来は権限を持たないものが，何らかの手段で，デバイスやシステムに侵入する行為である。例えば，フィッシングによって不正に入手したログイン情報や，情報漏えいによって暴露されたログイン情報を用いて，サーバにログインする行為が該当する。ほかにも，ログイン情報を用いることなく，サーバに存在するシステム上の欠陥である脆弱性を利用して，侵入することもある。

　サーバでは，OS の上で，ミドルウェアやアプリケーションが動いており，利用者に対して，様々なサービスを提供している。それらの OS やソフトウェアに

脆弱性が存在していると，攻撃者はその脆弱性に対して，悪意ある攻撃コードであるエクスプロイトコード（exploit code）を送り込み，サーバを攻撃する。脆弱性への攻撃手法も多様に存在し，クロスサイトスクリプティング（cross site scripting：XSS），SQL インジェクション（SQL injection：SQLi），バッファオーバフローなどがよく知られている。SQL インジェクションの脆弱性が存在している場合，サーバ上のデータベースの情報が読み出されたり，書き換えられたり，破壊されたりするため，個人情報の流失につながり，被害が大きくなることが多い（図 4.15）。

　サーバに対する不正アクセスが行われると，アカウントが乗っ取られ，金銭的な被害が発生したり，情報漏えいが発生したり，他の人に迷惑をかけたりする。SNS のアカウントが不正アクセスで乗っ取られると，フォロワーやフレンドに対して，フィッシングサイトへの誘導を行ってさらにアカウントを乗っ取ったり，マルウェアの配布に利用されたりする。

　不正に入手したログイン情報による不正アクセスを防ぐためには，異なるWeb サイトに同じパスワードを利用しない，多要素認証などサービスが提供しているセキュリティ対策を利用するなどが重要である。サーバの脆弱性を利用し

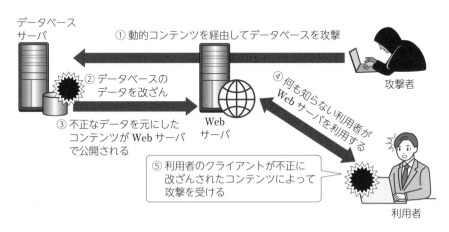

図 4.15　SQL インジェクションによる攻撃の例

た侵入の場合，サーバの管理者が対応する必要があり，脆弱性情報を参照し，適切な対応を行うことが求められる。

4.2.5 サービスへの攻撃

サービスへの攻撃として，有名なものにサービス拒否（Denial of Service：DoS）攻撃がある。DoS 攻撃は，サーバやネットワークに対して，過剰な負荷を加えたり，脆弱性を利用したりすることで，サービスの継続を妨害する攻撃である。過剰な負荷を加える攻撃は，フラッド（flood）攻撃と呼ばれ，SYN フラッド攻撃がよく知られている。SYN フラッド攻撃では，TCP 接続の仕組みを悪用する。TCP 接続では，3-way handshaking と呼ばれるやりとりを経て，接続が確立される（図 4.16）。3-way handshaking では，接続元が接続先に対して，SYN を送り，接続先が接続元に対して，SYN-ACK を応答し，さらに接続元が接続先に対して，ACK を応答することで，TCP 接続が確立される。このとき，SYN を受け取った接続先は SYN-ACK を接続元に応答し，ACK が送られてくるのを待機する。ここで，攻撃者は接続先に大量の SYN を送るが，SYN-ACK に対する ACK は送らない。これにより，接続先は ACK を待ち続け，最終的には新しい TCP 接続が確立できなくなり，正常なサービスが提供できなくなる（図 4.17）。

このような攻撃を SYN フラッド攻撃といい，その攻撃を行う攻撃者が少数の

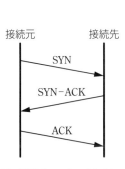

図 4.16 TCP 3-way handshaking の例

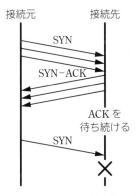

図 4.17 SYN フラッド攻撃の例

場合，その接続元からの接続要求を遮断することで，DoS攻撃を防ぐことが可能である。しかし実際には，マルウェアに感染し，遠隔操作されたボットで構成された大規模なネットワークであるボットネットによって，分散的にDoS攻撃が行われる。このような多数の接続元から行われるDoS攻撃をDDoS（Distributed DoS）攻撃という。

なお，このような状況は攻撃を意図しない文脈でも発生しうる。例えば，入試の合格発表をWebサイトに掲載するような場合，多くの人は合格発表の開始時間を待ち構えて，Webサイトにアクセスする。そうすると，ある特定の時間に多くの人が一斉にWebサイトにアクセスするため，Webサーバの負荷によっては，DDoS攻撃と同様に，サービスが提供できなくなる。このような状況では，利用者は合格発表の開始時間に最新の情報を表示させるために，ブラウザの「更新」ボタンを押すことになる。ブラウザの「更新」ボタンは，キーボードのF5キーに割り当てられているため，このような事象のことをF5アタックということがある。

TCP接続の3-way handshakingでは，接続元のIPアドレスを詐称することが

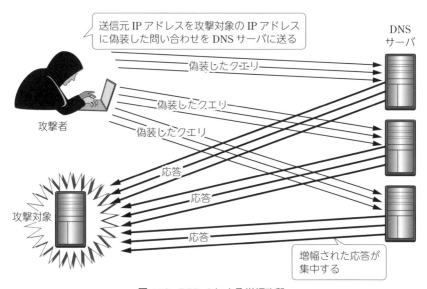

図4.18 DRDoSによる増幅攻撃

できる。そのため，接続元 IP アドレスを詐称して SYN を送ることで，接続先からの SYN-ACK は，実際に SYN を送信した IP アドレスとは異なる，詐称された IP アドレスに送られることになる。接続元 IP アドレスを攻撃対象のサーバに詐称することで，無関係のサーバから SYN-ACK が大量に送られ，結果的に攻撃対象のサーバをサービス不能とする攻撃を DRDoS（Distributed Reflective DoS）攻撃という（図 4.18）。DRDoS 攻撃には，リクエスト時のデータサイズに対して，レスポンス時のデータサイズが何倍にもなることを悪用した，増幅攻撃（amplification attack，アンプ攻撃）があり，DNS や NTP などのプロトコルが悪用されている。

🔒 4.2.6 IoT の事例

IoT デバイスは小型で安価なものも多い。特に，センサデバイスは，設置後はメンテナンスされないことも多く，脆弱性が見つかってもそのまま放置されることもある。高価なネットワーク機器だけがサイバー攻撃され，安価なネットワーク機器は攻撃されないということは一切ない。そのため，安価なセンサデバイスを多数設置することが容易になったとしても，それらの機器に対するサイバー攻撃対策は適切に行わなければならない。

近年では，自動車も高度に電子制御されており，さらにはネットワークにつながることが当たり前のようになり，スマートカーやコネクテッドカーなどと呼ばれている。2015 年には，無線ネットワークを利用して，車載情報機器経由で自動車本体を遠隔操作するサイバー攻撃の可能性が実証実験され，140 万台のリコールが行われた。さらに，2016 年には，自動車を電子制御するネットワークである CAN（Controller Area Network）に，任意の指示が送信可能な脆弱性が見つかり，攻撃者によってステアリングやブレーキを操作される危険性が見つかっている。このような状況を踏まえて，業界団体でサイバーセキュリティに関する情報共有を目的として，日本でも 2021 年に J-Auto-ISAC が設立され，サイバーセキュリティ対策に取り組んでいる。

医療の現場も，紙のカルテが基本で，非 ICT の現場も多かったところ，電子

カルテが導入され，医療機器の IoT が進められ，システムの ICT 化によって，ネットワークへ接続されるようになってきた。2022 年に，四病院団体協議会と一般社団法人医療 ISAC がまとめた中間報告によれば，加盟する 5,596 病院を対象に調査を実施し，回答を寄せたのは 476 病院で，そのうち 40% が脆弱性を指摘された VPN サーバなどのネットワーク機器を利用しており，このうち 24% は必要な対策を行っていなかった。つまり，全体の約 1 割が脆弱性があるネットワーク機器をそのまま利用している現状が明らかになった。この調査は，四病院団体協議会と医療 ISAC の加盟団体の調査であり，医療 ISAC に加盟する団体は団体としてのセキュリティ意識は低くないことが推測されるため，国内に存在するすべての病院を対象として考えると，状況はこれよりもさらに悪いことが推察される。中小規模を含む多くの病院で，セキュリティ対策の費用を捻出できないのは事実であり，大きな問題となっている。

　事実として，病院に対するサイバー攻撃の事例報告は決して少なくない。近年では，電子カルテシステムがランサムウェア被害に遭い，8 万 5 千人分の電子カ

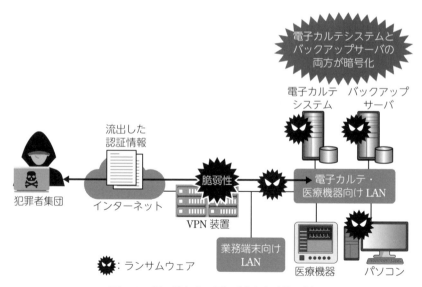

図 4.19　ランサムウェアに感染した病院の例

ルテが閲覧できなくなり，約2か月間，通常診療を行うことができなかった事例が報告されている（図4.19）。約2か月間も病院機能が正常に機能せず，その間の通常診療が行えなかったことから，サイバー攻撃によってサイバー空間の問題のみならず，現実世界での人命に関わる問題が生じていることがわかる。

海外の事例では，世界的に普及している輸液ポンプに重大な脆弱性が見つかり，ネットワーク越しにリモートで輸液ポンプを操作することで，患者が投与される薬物の量を変更することができる危険性が明らかになった。これにより，致死量の薬剤が過剰投与されれば，患者の生命が脅かされ，最悪の場合，死に至ることもあり得る。また，ペースメーカに脆弱性が見つかった例もあり，脆弱性の悪用によって，バッテリの消耗，プログラム設定の変更，心拍数や心拍リズムの変更をされるおそれがあった。ほかにも，インスリンポンプにも脆弱性が報告されており，IoT医療機器によって，患者のQoLが向上したり，治療成果が向上したりするなどの利便性がある反面，セキュリティ上の問題によって，患者の生命が危険にさらされる事実があることを認識しなくてはならない（図4.20）。

一般的なファイル暗号化型のランサムウェアであれば，適切なバックアップを

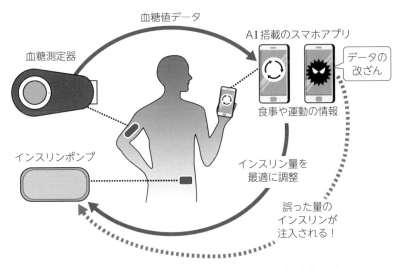

図4.20 IoT化したインスリンポンプへのサイバー攻撃の例

実施していれば，バックアップから復旧することで，ランサムウェアの被害を最小化することもできるが，IoT 医療機器がサイバー攻撃を受け，「身代金を支払わなければ，ペースメーカを止めるぞ」という脅しを受けたときに，私たちはどのように対応することができるだろうか。

🔒 4.2.7　医療機関向けのセキュリティガイドライン

医療機関のサイバーセキュリティが重要であることは，関連省庁でも十分に認識されており，厚生労働省，経済産業省，総務省からそれぞれ医療機関向けのセキュリティガイドラインが公開されており，3 省 3 ガイドラインと呼ばれていた。

- 厚生労働省：医療情報システムの安全管理に関するガイドライン　第5.2版(令和 4 年 3 月)
- 経済産業省：医療情報を受託管理する情報処理事業者向けガイドライン　第2 版（平成 24 年 10 月）
- 総務省：クラウドサービス事業者が医療情報を取り扱う際の安全管理に関するガイドライン　第 1 版（平成 30 年 7 月）

これら 3 つのガイドラインすべてに遵守することは難しく，医療機関にとって大きな負担となってきた。このうち，経済産業省と総務省のガイドラインは，「医療情報を取り扱う情報システム・サービスの提供事業者における安全管理ガイドライン」（令和 2 年 8 月）として統合・改訂され，2022 年時点では，厚生労働省のガイドラインと経済産業省・総務省のガイドラインで，3 省 2 ガイドラインとなっている。

特定非営利活動法人デジタル・フォレンジック研究会の「医療」分科会は，医療 ISAC の協力のもと，「医療機関向けランサムウェア対応検討ガイダンス」を2021 年 11 月に公開した。このガイダンスは，1 人で院内セキュリティを担っている病院の IT 職員を主な対象として，ランサムウェアへの対応を考えるうえで，必要最低限実施すべき事項を，できるだけイメージ図などを利用して，セキュリティに詳しくない人でも読みやすくまとめている。

➡ 章末問題 ⬅

問1 コンピュータのロックやファイルの暗号化を引き起こし，復元を条件に金銭を要求するマルウェアはどれか。

［第 35 回 臨床工学技士国家試験問題 午前 問 61］

1. ワーム
2. ボット
3. トロイの木馬
4. スパイウェア
5. ランサムウェア

問2 ゼロデイアタックについて正しいのはどれか。

［2021 年 医療情報技師能力検定試験・情報処理技術系 問 34］

1. 大量の迷惑メールの送信を行う。
2. 多数の端末から同時に大量のデータを送信する。
3. 実在する企業や個人を装った電子メールを送信する。
4. 大量のデータを間断なく送り続けサーバを過負荷状態に追い込む。
5. セキュリティパッチが公開される前のセキュリティホールを利用する。

問3 Web アプリケーション上で悪意のあるデータを入力し，データベースのデータを改ざんしたり，データを不正に取得したりする攻撃はどれか。

［2021 年 医療情報技師能力検定試験・情報処理技術系 問 40］

1. 水飲み場攻撃
2. SQL インジェクション攻撃
3. バッファオーバーフロー攻撃

4. クロスサイトスクリプティング攻撃

5. DNS キャッシュポイズニング攻撃

問4 特定の企業や個人を狙ったサイバー攻撃はどれか。

［2019 年 医療情報技師能力検定試験・情報処理技術系 問 37］

1. 標的型攻撃
2. ブルートフォース攻撃
3. バッファオーバフロー攻撃
4. SQL インジェクション攻撃
5. クロスサイトスクリプティング攻撃

問5 本物そっくりの Web ページに誘導して個人情報を盗む行為はどれか。

［2019 年 医療情報技師能力検定試験・情報処理技術系 問 38］

1. ボット
2. アドウェア
3. フィッシング
4. スパイウェア
5. ランサムウェア

問6 サイバー攻撃で侵入者が不正行為に利用するために設置するのはどれか。

［2019 年 医療情報技師能力検定試験・情報処理技術系 問 39］

1. DMZ
2. VPN
3. ルータ

4. バックドア

5. ファイアウォール

問7 パスワード入力履歴などを特定の第三者に送信するマルウェアはどれか。

［2018 年 医療情報技師能力検定試験・情報処理技術系 問 36］

1. アドウェア

2. スパイウェア

3. フィッシング

4. ランサムウェア

5. エクスプロイトコード

問8 セキュリティパッチが公開される前のセキュリティホールを利用した攻撃はどれか。

［2018 年 医療情報技師能力検定試験・情報処理技術系 問 37］

1. F5 アタック

2. DDoS アタック

3. ゼロデイアタック

4. ブルートフォースアタック

5. バッファオーバーランアタック

問9 標的型攻撃メールへの対策として適切なのはどれか。

［2016 年 医療情報技師能力検定試験・情報処理技術系 問 37］

1. 不審メールの添付ファイルは開かない。

2. メールの添付ファイルを実行して確認する。

3. メール中に記載されたリンクをクリックする。

4. メール受信時のウイルスチェックを行わない。

5. 不審なメールは周知のためにそのまま転送する。

問10 大量のリクエストによりサーバのサービスや機能を低下，停止させる攻撃はどれか。

[2016 年 医療情報技師能力検定試験・情報処理技術系 問 39]

1. 辞書攻撃
2. DDoS 攻撃
3. ポートスキャン攻撃
4. ブルートフォース攻撃
5. SQL インジェクション攻撃

📖 **参考文献**

［1］ Black Hat PRESS，https://www.blackhat.com/html/press.html
［2］ IETF: RFC 6376，"DomainKeys Identified Mail (DKIM) Signatures"，https://datatracker.ietf.org/doc/html/rfc6376
［3］ IETF: RFC 7208，"Sender Policy Framework (SPF) for Authorizing Use of Domains in Email, Version 1"，https://datatracker.ietf.org/doc/html/rfc7208
［4］ IETF: RFC 7489，"Domain-based Message Authentication, Reporting, and Conformance (DMARC)"，https://datatracker.ietf.org/doc/html/rfc7489
［5］ IETF: RFC 8616，"Email Authentication for Internationalized Mail"，https://datatracker.ietf.org/doc/html/rfc8616
［6］ 猪俣敦夫『サイバーセキュリティ入門——私たちを取り巻く光と闇』共立出版，2016.
［7］ 医療 ISAC，https://m-isac.jp/
［8］ 大泰司章「さようなら，意味のない暗号化 ZIP 添付メール：1．PPAP とはなにか－その発展の黒歴史」『情報処理』Vol.61，No.7，pp.708-713，2020，http://id.nii.ac.jp/1001/00204803/
［9］ 経済産業省「医療情報を受託管理する情報処理事業者向け安全管理ガイドライン 第 2 版」https://www.meti.go.jp/policy/it_policy/privacy/iryouglv2.pdf

[10] 経済産業省，総務省「医療情報を取り扱う情報システム・サービスの提供事業者における安全管理ガイドライン」https://www.meti.go.jp/policy/mono_info_service/healthcare/teikyoujigyousyagl.html

[11] 厚生労働省「HL7 FHIR に関する調査研究の報告書」https://www.mhlw.go.jp/stf/newpage_15747.html

[12] 厚生労働省「医療情報システムの安全管理に関するガイドライン 第5.2版」https://www.mhlw.go.jp/stf/shingi/0000516275_00002.html

[13] 厚生労働省「医療分野のサイバーセキュリティ対策について」https://www.mhlw.go.jp/stf/seisakunitsuite/bunya/kenkou_iryou/iryou/johoka/cyber-security.html

[14] 崎村夏彦ほか「さようなら，意味のない暗号化 ZIP 添付メール：4．座談会「社会からPPAP をなくすには？」」『情報処理』Vol.61，No.7，pp.714-734，2020，http://id.nii.ac.jp/1001/00204806/

[15] 情報処理推進機構「情報セキュリティ」https://www.ipa.go.jp/security/

[16] 情報処理推進機構「「『高度標的型攻撃』対策に向けたシステム設計ガイド」の公開」https://www.ipa.go.jp/security/vuln/newattack.html

[17] 総務省「クラウドサービス事業者が医療情報を取り扱う際の安全管理に関するガイドライン 第1版」https://www.soumu.go.jp/menu_news/s-news/01ryutsu02_02000209.html

[18] 総務省「国民のためのサイバーセキュリティサイト」https://www.soumu.go.jp/main_sosiki/cybersecurity/kokumin/

[19] つるぎ町立半田病院「コンピュータウイルス感染事案有識者会議調査報告書について」https://www.handa-hospital.jp/topics/2022/0616/

[20] デジタル・フォレンジック研究会「医療機関向けランサムウェア対応検討ガイダンス」https://digitalforensic.jp/2021/11/25/medhi-18-gl/

[21] 徳丸浩『体系的に学ぶ 安全な Web アプリケーションの作り方 第2版——脆弱性が生まれる原理と対策の実践』SB クリエイティブ，2018.

[22] 内閣サイバーセキュリティセンター「インターネットの安全・安心ハンドブック」https://security-portal.nisc.go.jp/handbook/

[23] 中島明日香『サイバー攻撃——ネット世界の裏側で起きていること』講談社，2018.

[24] 日本 IHE 協会，https://www.ihe-j.org/

[25] 日本医師会総合政策研究機構「医療機器に関わるサイバーセキュリティの動向」https://www.jmari.med.or.jp/result/working/post-3389/

[26] 日本医療機器産業連合会，https://www.jfmda.gr.jp/

[27] 日本データ通信協会「迷惑メール相談センター」https://www.dekyo.or.jp/soudan/

[28] フィッシング対策協議会，https://www.antiphishing.jp/

第**5**章 情報セキュリティ

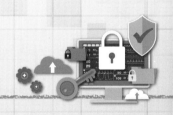

前章で説明した脅威に対し，守るべき情報の重要度や予算，組織のポリシーに応じて対策が施される。本章では一般的な情報セキュリティ対策と課題について，医療分野の特徴を踏まえつつ説明する。

5.1 リスクマネジメント

様々なサイバー攻撃の脅威にさらされる状態において，私たちは安全を求めている。特に，4.2.6 項の例で見たように，医療機関や医療機器がサイバー攻撃の影響を受けることで，人命に関わる問題が発生するため，その安全を保つことは必然となる。しかし，攻撃の脅威に一切さらされない絶対安全な状態はない。ISO/IEC GUIDE 51：2014 において「安全（safety）」は，「許容できないリスクがないこと（freedom from risk which is not tolerable）」と定義されている。つまり，「安全」かどうかを判断するには，「許容できないリスク」があるかどうかを判断しなくてはならない。

では，「リスク（risk）」とは一体何であろうか。ISO/IEC GUIDE 51：2014 では，「危害の発生確率およびその危害の程度の組合せ（combination of the probability of occurrence of harm and the severity of that harm）」と定義されている。また，情報セキュリティマネジメントシステム（Information Security Management System：ISMS）である JIS Q 27000：2019 では，「目的に対する不確かさの影響」と定義されているが，多くの注記が加えられている。

- 注記1　影響とは，期待されていることから，好ましい方向又は好ましくない方向にかい（乖）離することをいう。
- 注記2　不確かさとは，事象，その結果又はその起こりやすさに関する，情報，理解又は知識に，たとえ部分的にでも不備がある状態をいう。
- 注記3　リスクは，起こり得る"事象"，"結果"，又はこれらの組合せについて述べることによって，その特徴を示すことが多い。
- 注記4　リスクは，ある"事象"（その周辺状況の変化を含む。）の結果とその発生の"起こりやすさ"との組合せとして表現されることが多い。
- 注記5　ISMS の文脈においては，情報セキュリティリスクは，情報セキュリティ目的に対する不確かさの影響として表現することがある。
- 注記6　情報セキュリティリスクは，脅威が情報資産のぜい弱性又は情報資産グループのぜい弱性に付け込み，その結果，組織に損害を与える可能性に伴って生じる。

　注記4は ISO/IEC GUIDE 51:2014 の定義とほぼ同等である。英語の"リスク（risk）"を日本語に訳すと，"危険性"や"恐れ"などとなり，ネガティブに捉えられるが，注記1によれば，必ずしもネガティブな事象のみではないことに注意したい。

　リスクは脆弱性（vulnerability）と脅威（threat）によって，発生する。脆弱性とは，字面のとおり，脆くて弱い性質である。つまり，システムやソフトウェアの不具合や欠陥のことを指す。また，セキュリティ上の脆弱性のことを，セキュリティホールという。脆弱性はシステムやソフトウェア，あるいはハードウェアの欠陥だけではない。マニュアルの不備や管理体制の不備，自然災害にさらされやすい立地なども脆弱性である。脆弱性が存在するだけでは被害は生じないが，攻撃者がその脆弱性を悪用すると，情報漏えいや改ざんなどの被害が発生する。このように，脆弱性を利用して，システムなどを脅かす事象のことを，脅威という。第1章で示したように，脅威には攻撃者が意図的に行う，いわゆるサイバー攻撃のほかに，操作ミスなどによって偶発的に発生する脅威や，地震や台風など

の自然災害によってもたらされる環境的脅威もある。つまり，リスクとは，脆弱性と脅威が組み合わさって起こりえる被害のことである。

　リスクマネジメント（risk management）とは，JIS Q 31000：2019 によれば，「リスクについて，組織を指揮統制するための調整された活動」とされている。リスクおよびリスクマネジメントの定義は，規格によって多少異なるが，ここでは，ISO/IEC/JIS の定義に沿って説明する。なお，医療機器のリスクマネジメントには，JIS T 14971：2020 がある。

　リスクマネジメントは情報資産を保護するプロセスであるため，これらのプロセスを行う前提として，情報資産の洗い出しなどによる組織の状況の確定が必要となる。その後，リスク特定，リスク分析，リスク評価，リスク対応の順でリスクマネジメントのプロセスが進められる（図 5.1）。それらのプロセスは，関係者間でコミュニケーションし，協議しながら，進める必要がある。特に，リスクマネジメントにおいては，業務継続計画（Business Continuity Plan：BCP）が重要

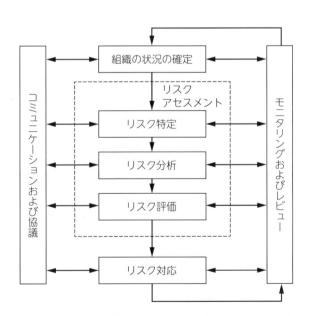

図 5.1　リスクマネジメントのプロセス（JIS Q 31000：2019）

となるため，経営層とのコミュニケーションは重要となる。そして，各プロセスをレビューし，モニタリングしながら，これらのプロセスを継続していく。

🔒 5.1.1　リスクアセスメント

リスクアセスメント（risk assessment）とは，リスク特定，リスク分析およびリスク評価を網羅するプロセス全体を指す。リスクアセスメントでは，最初に，リスク特定（risk identification）を行う。リスク特定は，どのようなリスクがどのように発生するかを明らかにするため，リスクを発見し，認識し，記述するプロセスである。リスク特定では，過去に実際に起きたインシデント，ヒヤリハット，組織で起きた変化，これから起きる変化などにかぎらず，社会的に注目されているリスクにも注意を払う必要がある。

次に，特定されたリスクについて，リスクの性質や特徴を理解し，リスクレベルを決定する。これをリスク分析（risk analysis）という。リスク分析では，次の要素について検討を行う。

- 事象の起こりやすさ及び結果（リスクの発生頻度）
- 結果の性質及び大きさ（リスクの影響度）
- 複雑さ及び結合性
- 時間に関係する要素及び変動性
- 既存の管理策の有効性
- 機微性及び機密レベル

一般的に，リスクの発生頻度とリスクの影響度をそれぞれ3段階で評価し，その掛け算でリスクレベルを表す。

最後に，リスク評価（risk evaluation）を行い，各リスクに対するリスクの度合いを評価し，リスク対応を行う。リスク評価では，リスク分析で得られたリスクレベルに基づいて，対応の必要性や優先度を判断するための材料を与える。

🔒 5.1.2 リスク対応

　リスク評価の結果に基づいて，リスクに対してどのような対応をするかを決定し，実施することをリスク対応（risk treatment）という。

　JIS Q 31000：2019 では，リスク対応の選択肢として，以下が挙げられている。

- リスクを生じさせる活動を開始又は継続しないと決定することによってリスクを回避する。
  リスク回避（risk avoidance）と呼ばれる。
- ある機会を追求するために，リスクを取る又は増加させる。
  リスク増加と呼ばれる。
- リスク源を除去する。
  リスク低減（risk reduction）と呼ばれる。
- 起こりやすさ（発生頻度）を変える。
  リスク低減と呼ばれる。

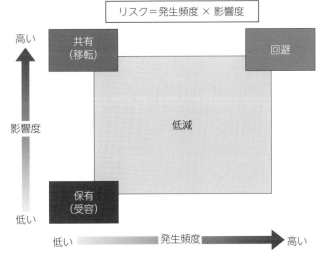

図 5.2　発生頻度と影響度によるリスク対応

- 結果（影響度）を変える。

  リスク低減と呼ばれる。

- （例えば，契約，保険購入によって）リスクを共有する。

  リスク共有またはリスク移転（risk sharing）と呼ばれる。

- 情報に基づいた意思決定によって，リスクを保有する。

  リスク保有またはリスク受容（risk retention）と呼ばれる。

　リスク対応は，リスク回避，リスク低減，リスク共有，リスク保有の4つに分類することが多い（図5.2）。

(1) リスク回避

　リスク回避とは，リスクを生じさせる要因そのものを取り除き，リスクが発生しないようにするリスク対応である。例えば，ある新規事業への投資において，リスクとリターンを評価した結果，リスクに見合うリターンが得られない場合に，投資を断念することは，リスク回避である。

(2) リスク低減

　リスク低減とは，リスクの発生頻度を下げたり，リスクが発生した場合の影響を小さくしたり，あるいはその両方を行うリスク対応である。例えば，社内サーバのメンテナンスを利用者の少ない深夜に行うことで，トラブルが発生した際の影響を小さくするのは，リスク低減の一例である。

(3) リスク共有

　リスク共有はリスク移転といわれることもある。リスク共有の例として，保険システムが挙げられる。例えば，国民健康保険は，加入者である国民から保険料を徴収し，支払う医療費の一部を保険が負担する仕組みである。この仕組みにより，万が一，大病などで高額な医療費が必要となった場合においても，保険による負担軽減が行われる。低頻度で起こる高額な医療費というリスクを，国民健康

保険加入者にリスク移転している。

　他の例としてはクラウドサービスがある。サイバー攻撃を防ぐための製品として，製品Aと製品Bがある。製品Aは1億円する高価な製品であるが，一般的な攻撃に加えて，特殊な攻撃も網羅し，また，新しい攻撃へすぐに対応するサポート体制が準備されている。対して，製品Bは100万円と安価だが，一般的な攻撃しか対応しておらず，新しい攻撃への対応は最長で1週間程度を要するサポート体制である。各社とも製品Aを導入したいが製品価格が高価であるため導入することが困難である。そこで，クラウドサービス事業者が製品Aを導入したうえで，クラウドサービスを各社に提供する。単純に考えれば，100社がクラウドサービスを利用すれば1社あたり100万円，200社が利用すれば1社あたり50万円の負担で，製品Aを利用することができる。このように，損害の発生頻度は低いが，損害の大きさは非常に大きいリスクには，リスク共有が有効である。

(4) リスク保有

　リスク保有とは，リスクの発生を理解したうえで，リスクに対する具体的な対策を行わないことである。リスク保有はリスク受容あるいはリスクテイクといわれることもある。リスク対策を行うコストよりもリスクによる損失が小さい場合，リスク保有を選択する。例えば，リスクが発生したとしても，その発生頻度が少なく，影響が軽微である場合には，リスク保有とする。一般的に，リスクアセスメントで明らかになったすべてのリスクに対応することは，現実的ではない。そのため，実際にはリスク対策を行うコストの代わりに，リスク発生時における金銭的損失に備える。

5.2 セキュリティ対策

5.2.1 セキュリティ対策の技術

　情報セキュリティの目的は，サイバー攻撃などのリスクを分析し，適切な対策を行うことで，機密性（confidentiality），完全性（integrity），可用性（availability）を維持することにある。セキュリティ対策の技術は，これら情報セキュリティの3要素を維持するための技術である。機密性を高めるためには，アクセス制御（access control）や認証（authentication），暗号（cryptography）などが用いられる。完全性を高めるためには，デジタル署名（digital signature），メッセージ認証（message authentication），アクセス制御とログ管理（log management）などが用いられる。可用性を高めるためには，多重化（redundant），負荷分散（load balancing），バックアップ（backup）などが用いられる。

(1) アクセス制御

　アクセス制御（access control）とは，ある主体による対象へのアクセスを許可または拒否する仕組みである（図5.3）。例えば，利用者Aは機密度1の文書にアクセスできるが，利用者Bは機密度1の文書にアクセスできないといったことを実現するのが，アクセス制御である。アクセス制御が正しく実施されるこ

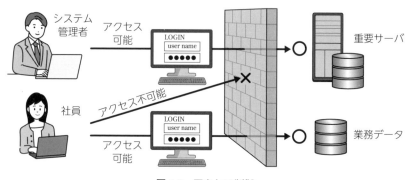

図5.3　アクセス制御

とで，機密性（confidentiality），完全性（integrity），可用性（availability），つまり情報セキュリティの3要素が達成される。

アクセス制御を実施するためには，主体の識別（identify）および認証（authentication），対象への認可（authorization），そしてそれらの監査（audit）が実現されなくてはならない。

最も一般的なアクセス制御方式が任意アクセス制御（Discretionary Access Control：DAC）である。任意アクセス制御では，各ファイルの所有者（作成者）が，そのファイルへのアクセス制御を設定することができる。任意アクセス制御では，セキュリティ管理者がアクセス制御の設定を行う必要はないが，各所有者が任意にアクセス制御を設定することができるため，統一されたセキュリティルールが徹底されていないと，アクセス権の設定がバラバラになってしまい，セキュリティを十分に確保することが難しくなる。

強制アクセス制御（Mandatory Access Control：MAC）は，セキュリティ管理者などの権限管理者がアクセス制御の設定を行う。強制アクセス制御では，権限管理者がアクセス制御を設定するため，一般の利用者は自らの判断でアクセス権限を変更することはできない。強制アクセス制御では，任意アクセス制御よりもセキュリティ強度は強くなるが，情報資産を適切に管理できていないと，適切なアクセス制御を設定することができない。

このほかにも，利用者の役割や属性によってアクセス権を設定する，RBAC（Role-Based Access Control）や ABAC（Attribute-Based Access Control）といったアクセス制御方式もある。

(2) 認証

日本語で認証に対応する英語は様々存在する。例えば，英語の certification と authentication は，日本語ではいずれも「認証」と訳される。

certificatation は，信頼できる第三者によって発行された証明書（certificate）に基づいて，その正当性を確認することである。例えば，2.1 節で説明した PMDA の第三者認証のように，ある認証基準に従って審査を受けた結果，認証

基準に適合していることを示す「お墨付き」として与えられる証明書などである。

authentication は，認証者（authenticator あるいは verifier）と被認証者（authenticatee あるいは prover）が，あらかじめ二者間で共有している情報について検証することで，被認証者の真正性（authenticity）を確かめることである。例えば，オンラインサービスを利用する際には，あらかじめアカウントを作成してパスワードを登録しておくことで，ログインする際には，自分のアカウント ID とパスワードを入力することで，本人認証されて，サービスを利用できる。

本項で紹介する認証は，主に authentication についてである。

本人認証（user authentication）に用いられる情報は，大きく3つに分けられ，認証の3要素と呼ばれる（図5.4）。

- 知識による認証（Something You Know：SYK）
- 所有物による認証（Something You Have：SYH）
- 生体情報による認証（Something You Are：SYA）

● 知識による認証

知識による認証は，パスワードや PIN（Personal Identification Number）と呼

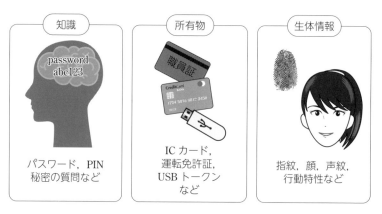

図5.4 認証の3要素

ばれる暗証番号などによって行われる認証である。パスワードによる認証では，パスワードが本人以外知り得ない秘密の文字列であることを前提に，そのパスワードを知っているのであれば，確かに本人であると認証する方法である。そのため，他人に推測されやすいパスワードを使ったり，パスワードを他人に教えたり，共有したりすると，本人認証が正しく機能しなくなる。パスワードは様々な場面で広く利用されているが，人間の記憶に頼る場合，忘れてしまったり，単純あるいは短いパスワードが利用されるなどの問題がある。また，コンピュータでパスワードを総当たりに試すような攻撃（総当たり攻撃，brute-force attack）が知られている。コンピュータの計算性能は年々向上し続けているが，それに対して，パスワードを記憶する人間の記憶力が年々向上することはないので，安全なパスワードを人間が覚えることは現実的に難しくなっている。

◉ 所有物による認証

所有物による認証は，IC カードや携帯電話などのモノによって行われる認証である。所有物による認証では，その所有物を本人しか持ち得ないことを前提にしており，その所有物を持っていれば，本人であると認証する方法である。例えば，サーバルームにはカードリーダ付きの扉があり，そのカードリーダに入室権限のある人の IC カード付き職員証をかざさないと入室できないような場合が，所有物による認証に該当する。所有物は，本人以外に貸したり，なくしたりすることがあるため，所有者は所有物の管理を適切に行わなければならない。

◉ 生体情報による認証

生体情報による認証は，指紋や顔など，本人の身体的特徴や行動的特徴によって行われる認証である。本人そのものの特徴を利用した認証なので，忘れたり，なくしたりすることはないので，利便性が高く，スマートフォンなどで広く利用されている。一方では，本人そのものを認証に用いるので，本人から切り離すことが難しいことが問題となることがある。例えば，強盗に「金庫を開けろ」と脅されたとき，パスワードであれば教えればよく，IC カードであれば渡せばよいが，生体認証の場合，教えたり，渡したりすることができない。本人が金庫の前まで行って開ける必要があり，人命に関わることがある。2005 年には，盗難対策と

して指紋認証を搭載した車を盗むために，車の所有者の指が切断される事件が起きている。

このように，どのような場面でどのような安全性で認証を行うかによって，適切な方法を用いることで，安全性と利便性を両立することが可能である。

■ パスワードによる認証の問題点と対策

先にも述べたように，パスワードによる認証は，コンピュータの性能向上により，安全性が十分に確保できない状況になりつつある。パスワードに対する攻撃を考えると，英数字混合で少なくとも 10 文字以上が必要となるが，そのような長く複雑なパスワードを利用するシステムごとに作成し覚えることは，多くの人にとって困難である。そのため，パスワードを安全に管理するソフトウェアとして，パスワードマネージャがある。パスワードマネージャは，アカウント ID とパスワードの対を暗号化して管理するソフトウェアである。パスワードマネージャを利用する際は，パスワードマネージャ自体のパスワードであるマスターパスワードを入力する。スマートフォンなどの場合，機器自体の生体認証を利用することで，マスターパスワードの代わりとすることもできる。パスワードマネージャを利用することで，長く複雑なパスワードをいくつも覚える必要がなくなるため，各パスワードを非常に長く複雑なパスワードにすることができ，安全性を向上させることができる。その反面，多量のパスワードを管理するパスワードマネージャ自体は，マスターパスワードによって守られているため，マスターパスワードは安全性の高いパスワードを使わなければならない。また，マスターパスワードを忘れてしまうと，暗号化されたパスワードを復号できなくなることがある。パスワードマネージャの使用には注意すべき点もあるが，安全性と利便性の向上が期待できるので，個人のパスワード管理には導入をお勧めしたい。

パスワードマネージャは，Windows では資格情報マネージャー，macOS ではキーチェーンとして，標準で利用可能である。また，Google Chrome，Microsoft Edge，Mozilla Firefox などのブラウザにもパスワードマネージャの機能が内蔵されている。これ以外にも，1Password，Bitwarden などの専用アプリケーションも存在している。

◉ 多要素認証

パスワードのような知識による認証のみでは，安全性に限界があるため，複数の認証要素を組み合わせた，多要素認証（multi-factor authentication）が利用されるようになってきた。一般にもよく利用されている多要素認証として，パスワードによる認証の後に，あらかじめ登録されている電話番号に SMS で 4 桁〜 6 桁程度のワンタイムパスワードが送られてきて，そのワンタイムパスワードを入力することで認証が完了する方式がある。これは，パスワードという知識に加えて，本人しか持ち得ない電話番号（スマートフォン）という所有物を組み合わせた二要素認証（two-factor authentication）である（図 5.5）。

また，所有物による認証を行う場合，所有物の利用者が真正な利用者であるかどうかを確かめることは重要である。銀行のキャッシュカードを例に考えると，キャッシュカードは落としたり盗まれたりした場合に，第三者がキャッシュカードを容易に利用できないようにしなければ，利用者の預金が引き出されてしまう。そのため，キャッシュカードには暗証番号が設定されており，そのキャッシュカードに対応した正しい暗証番号を入力しなければ，預金の操作はできない。つまり，キャッシュカードという所有物に加えて，暗証番号という知識による二要素認証が行われている。なお，この際に用いる暗証番号は数字 4 桁が用いられるため，0000 から 9999 まで 10,000 回総当たりに試行すれば必ず暗証番号を特定することができる。このような総当たり攻撃を防ぐために，攻撃者の試行回数を制限することが有効であり，キャッシュカードでは暗証番号を 3 回程度間違えると口座が

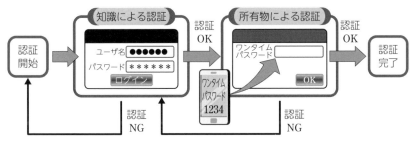

図 5.5 二要素認証の例

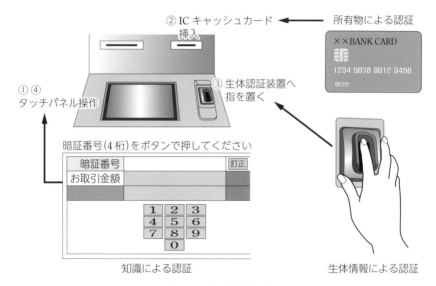

② IC キャッシュカード
挿入

所有物による認証

××BANK CARD
1234 5678 9012 3456
02/22

①④
タッチパネル操作

③ 生体認証装置へ
指を置く

暗証番号(4桁)をボタンで押してください

| 暗証番号 | | 訂正 |
| お取引金額 | | |

```
1 2 3
4 5 6
7 8 9
  0
```

知識による認証

生体情報による認証

図5.6 多要素認証の例

ロックされるようになっている。ロックがかかった場合には，銀行窓口で身分証明書を示して，本人確認のうえで解除の手続きを行う必要がある。また，指静脈などによる生体認証を採用している銀行もあり，様々な方法でセキュリティの向上が行われている（図5.6）。

5.2.2 セキュリティ対策の心がけ

セキュリティ対策の心がけとしては，基本を忠実に行うことが一番大事である。つまり，OS やソフトウェアの脆弱性に対応するために，アップデートを行い，最新の状態を保つ。さらに，マルウェア対策のためのアンチマルウェア製品（アンチウイルスソフト）を導入し，最新のパターンファイルを利用する。また，サービスへのログインに必要となるアカウントの ID およびパスワードについて，単純なパスワードを使わない，複数のサービスで同じパスワードを使い回さないといった適切な管理を行い，不正利用されないように心がける。

(1) ファイルの共有

インターネットを介して，他組織の人にファイルを送ることは珍しくない。他組織の人とのコミュニケーションには，電子メールを使うことが一般的だが，ファイルを送る際に電子メールを使う場合，気をつけたい点がいくつかある。

まず，送るファイルを選び間違えることによる，情報流出が考えられる。一度送られてしまったファイルは，送信者の意思で削除することはできないため，受信者の協力による対応が必要になる。同様にして，送るファイルは正しいとして，送信先を誤ることも考えられる。メールアドレスは受信者の識別子であるので，1文字でも間違えていれば，異なる人に届いてしまう。また，送るファイルも送信先も正しいとしても，送信者の思い違いなどで，社外秘の情報を送ってしまうこともある。このような問題に対応するべく，電子メールソリューションが導入されている企業も少なくない。

次に，電子メールで送ることができるファイルサイズには上限がある。これは受信側のメールボックスで制限されているため，数メガバイトのファイルを電子メールで送るときは，注意が必要である。また，マルウェアが電子メールの添付ファイルを感染経路にしていることが多く，電子メールでファイルを送受信すること自体に注意を払う必要がある。

昨今では，Box, Dropbox, OneDrive, Google ドライブなどのクラウドストレージを利用して，そこにアップロードしたファイルを送信先の人と共有する方法がよく用いられている。クラウドストレージにあるファイルを共有することで，専用の URL が発行され，それを送信先の人に送ることで，受信者はその URL にアクセスすることで，ファイルを得ることができる。ファイルの共有方法は，専用の URL を発行する方法以外にもいくつかあり，受信者も同じクラウドストレージのアカウントを持っていれば，そのファイルへのアクセス権限を設定する方法もある。いずれの方法でも，共有を無効化することは自分自身でできるため，例えば，専用の URL を間違って別の人に送ってしまった場合でも，直ちに共有を無効化することで，ファイルへのアクセスを遮断することができる。一方で，専用の URL を用いる方法では，URL を知っていれば誰でもがアクセス可能である

ため，受信者がファイルを取得した後は，速やかに共有を無効化することが望ましい。

(2) 脆弱性

また，マルウェアはアンチウイルスソフトに検出されないように日々変化しており，フィッシングサイトはブラックリストから逃れるために次々と新しいサイトが作られる。特に，フィッシングはよりだましやすくするために，時事に適した内容のフィッシングメールが用いられる。標的型攻撃も同様に，攻撃対象の利用者に適応した攻撃を行ってくる。そのため，いま，どのようなセキュリティ事故が起きているか，どのような事件が起きているかなど，最新の状況を知っておくことは，自らを守るうえで重要である。つまり，自分自身のセキュリティ知識も常々アップデートしていく必要がある。

日々発見され報告される脆弱性は，MITRE の CVE（Common Vulnerabilities and Exposures，共通脆弱性識別子），米国 NIST（National Institute of Standards and Technology）の NVD（National Vulnerability Database）などに掲載されている。日本語で情報を得たい場合は，JVN（Japan Vulnerability Notes），JPCERT/CC（Japan Computer Emergency Response Team Coordination Center）を参照すればよい。これらのサイトでは，どのような脆弱性がどのような製品にあり，どのような影響があるかが説明されており，対策方法も示されている。

(3) バックアップ

万が一，マルウェアに感染し，PC が使えなくなったときのために，バックアップを準備することは非常に重要である。特に，ランサムウェアの場合，ファイルが暗号化されてしまい，身代金を支払わないかぎり，復号することはできないが，身代金を支払ったとしても復号できるとはかぎらないため，バックアップからの復旧ができるように備えることが必要となる。バックアップを作成する際の基本原則として，3-2-1 ルールがある。3-2-1 ルールとは，3 つ以上の複製を作成し，2 種類以上の媒体に保存し，少なくとも 1 つは遠隔地で保管することである。3 つ

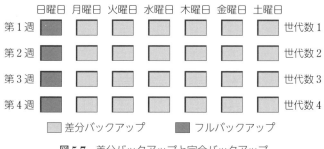

図 5.7　差分バックアップと完全バックアップ

以上の複製とは，1つの元データに対して，バックアップデータを2つ以上複製しておくことである。2つ以上作成されたバックアップデータを保存するときには，異なる媒体に保存する。例えば，1つはバックアップ用 HDD，もう1つはテープメディアや光ディスクとする。1つのバックアップ媒体自体に問題が生じたとしても，もう1つの媒体からデータを復旧させることができる。さらに，少なくとも1つを遠隔地で保管することで，地震や台風，火事などの災害において，建物ごと物理的な損害を受けた場合においても，遠隔地に保管されているバックアップから，データを復旧させることができる。このときに，最新のバックアップだけを保管するのではなく，今日のバックアップ，昨日のバックアップ，一昨日のバックアップのように，取得時間が異なる複数のバックアップを残しておくと，より良い。このようなバックアップの方法を世代管理という。実際に行うバックアップの例として，毎日のバックアップはネットワーク上のファイルサーバに差分バックアップで行い，週末に外付け HDD とクラウドに完全バックアップを行い，完全バックアップは4世代（4週間分）保存する，などが考えられる（図5.7）。また，バックアップを作成するだけではなく，そのバックアップから復旧できることを確認しておくことも大事である。

(4)　データの破棄

　ハードディスクや USB メモリに記録されたデータを削除する場合，ファイルをごみ箱に入れて削除することが一般的である。しかし，実際にはごみ箱に入れ

られたファイルの削除は行われておらず，ごみ箱に移動した状態になっているだけで，ファイルを容易に復元することができる。そのため，削除したファイルを容易に復元されないようにするためには，ごみ箱からさらに削除することが必要となる。

　近年のファイルシステムでは，ごみ箱の中身を削除したとしても，ディスク上におけるファイルの実体は削除されておらず，ファイルを管理するためのデータ（メタデータ）を削除することで，見かけ上，ファイルを削除したようにしている。しかし，ディスク上にはファイルの実体であるデータは存在しているため，データ復元ソフトなどを用いることにより，削除したファイルを復元することができる。

　もし，削除するファイルを復元できないようにしたいのであれば，ファイルの中身をランダムなデータで上書きしてから削除したり，ファイルの削除後にディスクに対して大量のデータを書き込んだりすることで，復元を難しくすることができる。

　ハードディスクや USB メモリなどの記録媒体を廃棄する場合，そのまま廃棄してしまうと，他人にデータを読み出される危険性がある。OS の機能などによってディスクフォーマットをしたとしても，ファイルの削除と同じで，メタデータが削除されているだけで，ファイルの実体であるデータはディスク上に残ったままとなる。そのため，これらの記録媒体を破棄する場合のガイドライン等が示されている。

- 総務省：廃棄するパソコンやメディアからの情報漏洩
- 総務省：地方公共団体における情報セキュリティポリシーに関するガイドライン
- 内閣サイバーセキュリティーセンター：政府機関等の対策基準策定のためのガイドライン

　これらのガイドラインの元となっている，米国 NIST の Guidelines for Media Sanitization（SP 800-88 Rev.1）では，情報漏えいの影響に基づいた破棄の方法と

して，消去（Clear），除去（Purge），破壊（Destroy）の3つが示されている。消去は，有効性が確認されているツールで上書きする方法である。除去は，OSが備えているディスク暗号化機能によってディスク全体を暗号化した後に，暗号化に使用した暗号化鍵を抹消する方法である。破壊は，消磁設備や物理的破壊装置による再使用不可能な状態に破壊する方法である。

(5) 無線 LAN

有線 LAN であれば，LAN ケーブルを辿っていけば，どこに接続されているかを確かめることはできる。しかし，無線 LAN の場合，接続されている電波は見えないので，無線 LAN の通信を識別するための SSID（Service Set Identifier）で接続先を確認するしかない。SSID に接続する場合には，パスワードに相当するセキュリティキーを入力するが，公衆無線 LAN サービスでは，SSID とともにセキュリティキーが掲示されていたり，セキュリティキーがないことも多い。SSID とセキュリティキーがわかれば，同一の SSID を持つ別の無線 LAN 親機を立てることができる。つまり，同じ SSID ではあるが，正規の接続先ではない，別の接続先に接続されているかもしれない。このような状況下では，通信が盗聴されたり，不正な Web サイトに誘導されたりといったセキュリティ上の問題が発生する。これは，公衆無線 LAN サービスにかぎらず，職場などにおいて，複数の利用者がSSID とセキュリティキーを知っているような状況でも起こりえる。無線 LAN 接続時に利用者認証を行う WPA2/WPA3-Enterprise（IEEE 802.1X 認証）を利用すれば，このようなセキュリティリスクに対応することができる。また，サーバとクライアント間の通信路を暗号化する TLS や VPN を適切に利用することで，無線 LAN 親機による盗聴や改ざんを防ぎ，セキュリティリスクを下げることができる。

(6) ゼロトラストネットワーク

組織内と組織外の境界部分にファイアウォールなどのセキュリティ機器を設置して対策する境界型防御は，ネットワークセキュリティにおいて一般的な対策で

ある。しかし，4.2.2 項で説明したように，標的型攻撃の攻撃者が目的を達成するために，組織内部のネットワークに長期にわたって潜伏していたり，BYOD（Bring Your Own Device）によって，様々な機器が持ち込まれたり，テレワークによって組織外のネットワークからの組織内のネットワークへアクセスしたりされることで，境界型防御のみで組織内の情報資産を守ることが難しくなってきた。近年では，このような状況を踏まえて，ゼロトラストネットワークの考え方が注目されている。ゼロトラストネットワークでは，守るべき情報資産に対するアクセスは，境界型防御による安全なトラストゾーンに頼らずに，すべてのアクセスを信用することなく，認証やアクセス制御を適用することで，セキュリティリスクに対応する（図 5.8）。そのため，ゼロトラストアーキテクチャは，"Never Trust, Always Verify" の考え方で，セキュリティを実施する。

　大企業などではゼロトラストネットワークによるセキュリティ対策が進んでいるが，病院や大学のネットワークは，ネットワーク分離による境界型防御を採用しているところがまだまだ多い。ネットワーク分離が行われ，接続されるネットワーク機器が適切に管理されている状況下であれば，境界型防御でも安全性は保たれるが，様々な医療機器が IoT 化され，ネットワークに接続されるようになる

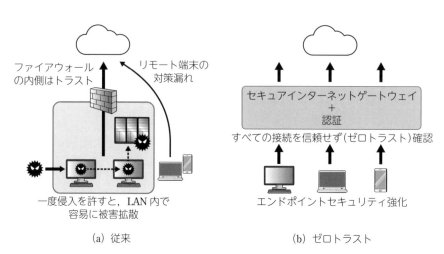

(a) 従来　　　　　　　　　　　(b) ゼロトラスト

図 5.8　ゼロトラストネットワークの概念図

と，境界型防御だけで対応することは難しくなっていく。そのため，ネットワーク分離を行う際には，管理されている機器のみが接続されるのか，管理されていない機器も接続されるのかについて，注意を払う必要がある。

このように，攻撃者は次々に新しい攻撃手法を編み出し，脆弱性も次々に発見されるため，セキュリティに関する最新情報を把握することは非常に重要である。また，従来のベストプラクティスが，将来においてもベストプラクティスとはかぎらない。従来では考えられないような新しいセキュリティ上の脅威が発生することもある。そのため，セキュリティ対策は，一度導入すれば将来にわたっても十分とはならず，適宜見直すことが必要となる。

🔒 5.2.3 医療現場でのセキュリティ対応

医療現場では，電子カルテが導入され，CT や MRI などの画像診断系医療機器もネットワークを利用しており，それぞれが他方に影響を与えないように，ネットワーク分離の考え方に基づいて，セグメンテーションが行われていることが多い。しかしながら，セグメンテーションの粒度は，組織の規模などによって異なる（図 5.9）。

例えば，インターネットに接続する必要があるか否かで分けて，インターネットにつながる必要のない機器で構成される独立したネットワークを構築することがある。独立したネットワークでは，インターネットに接続されていないので，インターネットからのサイバー攻撃にさらされることはないため，安全と考えられている。このような独立したネットワークに接続されるネットワーク機器や医療機器は，インターネットに接続されていないので，OS のアップデートやセキュリティパッチの適用，アンチウイルスソフトのアップデートなどは行われていないことがほとんどである。このような状態で，例えば，LAN ケーブルを接続し間違え，独立したネットワークの機器がインターネット接続可能なネットワークに接続されると，マルウェア感染などの問題に発展する可能性がある。また，外部から持ち込んだノート PC などを独立したネットワークに接続すると，仮にそのノート PC がマルウェアに感染していた場合，独立したネットワーク内にマル

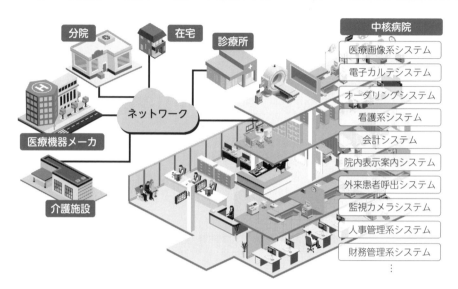

図5.9 様々なシステムで構成される病院内外の医療情報ネットワーク

ウェアが広まる危険性が高くなる。独立したネットワークから他のネットワークにマルウェア感染が広まることは考えにくいが，マルウェアによって，医療機器が正しく動かなくなったり，ネットワークが正しく利用できなくなるなどの問題が生じる。このように，独立したネットワークは，インターネットに接続されていないから安全であると考えられているが，誤った運用により危険にさらされることがあるため，注意深く運用する必要がある。また，分析機器などはスタンドアローンで使うことが前提であるために，セキュリティ対策がなおざりになっていることが多いが，誤ってUSBメモリが差し込まれたり，LANケーブルが接続されることも想定して，ある程度のセキュリティ対策を実施しておくことが望ましい。

　インターネットに接続可能なネットワーク機器が接続されるネットワークでは，各ネットワーク機器のOSアップデートやセキュリティパッチの適用を行うことが必要である。多数のPCがインターネットにつながる場合は，Windows Server Update Services（WSUS）やWindows Update for Businessなどでアップ

デートの一元管理を行うこともあり，大規模な組織での導入例が多い。また，ファイアウォールや IDS, IPS を導入したり，それらが 1 台に集約された UTM（Unified Threat Management）や次世代ファイアウォール（Next Generation FireWall：NGFW）などをネットワーク機器として導入して，セキュリティを強固にすることが一般的である。

電子カルテシステムは，安全性を高めるために，仮想デスクトップ方式（Virtual Desktop Infrastructure：VDI）を用いて，最小限のネットワーク機能と入出力機能のみを有するシンクライアント端末からのみ接続できるようになっていることも多い。同様の考え方で，医師が診察に用いる PC で，サーバ上で実行されているブラウザに表示された画面だけを転送する仮想ブラウザを利用して Web 閲覧を行う方法が採用されることもある。

大規模な病院などでは，医療画像系システム，電子カルテシステム，オーダリングシステム，看護系システム，会計システム，院内表示案内システム，外来患者呼出システム，監視カメラシステム，人事管理系システム，財務管理系システムなど，様々なネットワーク機器がネットワークシステムを構成していることがある。このような大規模なネットワークシステムでは，基幹系ネットワークに複数のサーバやネットワーク機器がつながり，相互に連携する仕組みなっていることが多く，セキュリティインシデント対応のためのログ管理システムである SIEM（Security Information and Event Management）が導入されていることも珍しくない。SIEM が導入されていないとしても，ログの一元管理が行われていることは多くある。このような状況下においては，各ネットワーク機器の時刻同期が重要になる。

例えば，どこかの PC がマルウェア感染し，ネットワーク内に感染を広げたと仮定する。このときに，各ネットワーク機器の時刻が正しく設定されていれば，ログを時系列に並べて検証することによって，どの PC からどこへ感染が広がっているかを確認することができる。しかし，各ネットワーク機器の時刻が正しく設定されていない場合，ログを時系列に並べたとしても，それが実際の時刻からずれているので，正しく状況を理解することができなくなってしまう。そのため，

各ネットワーク機器が正しい時刻で動作するようにするために，時刻同期を行う必要がある。Windows や MacOS，Linux などでは，NTP という時刻同期プロトコルを用いて，時刻同期を行うことが可能である。また，公衆電話網に接続しているスマートフォンなどは，初期設定で，常に正確な時刻が設定されるようになっている。

🔒📁 5.2.4 IoT のセキュリティ対策

　IoT デバイスがインターネットを介してクラウドと通信する場合，そのような IoT ネットワークのセキュリティ対策は，通常のネットワークセキュリティと同様に考えなければならない。例えば，IoT デバイスはクラウドとの通信路を TLS で暗号化したり，送信するデータを暗号化したり，通信相手を認証したりする必要がある。

　さらには，センサデバイスとして様々な場所に設置される IoT デバイスは，小型であるため，盗難されたり，破壊されるおそれがある。また，安価な汎用品を用いている場合には，別のデバイスにすり替えられるおそれもある。そのため，設置する IoT デバイスが，信頼できない場所に設置される場合は，IoT デバイス自身の物理的なセキュリティ対策も必要となる。

　また，安価な IoT デバイスの場合，OS やアプリケーション，ファームウェアなどのアップデートに対応していないことがある。ソフトウェアなどにサイバー攻撃を受ける可能性がある欠陥である脆弱性が見つかった場合，その対策をしたアップデートを適用することで，脆弱性に対応することが一般的だが，アップデートができない場合，脆弱性がある状態で運用を続けることになり得る。このような状況下では，脆弱な IoT デバイスを踏み台にして，ネットワークに侵入し，他のネットワーク機器に問題が波及することがある。そのため，セグメンテーションを行い，IoT デバイスと他のネットワーク機器を分離することで，問題が波及することを防ぐことができる。

　近年では，一般家庭で利用するエアコンや冷蔵庫，テレビなどもネットワークにつながるようになっているが，これらの機器に脆弱性が見つかったとしても，

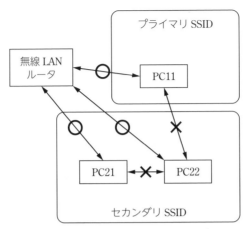

プライマリ SSID

無線 LAN ルータ

PC11

セカンダリ SSID

PC21

PC22

- 異なる SSID 同士はネットワーク分離で通信ができない
- 同じ SSID 内であっても，異なる端末同士は通信ができない

図 5.10 無線 LAN におけるネットワーク分離の例

アップデートできないことがある。そのため，これらの IoT 製品を家庭内のネットワークに接続する場合には，例えば，無線 LAN ルータの機能であるプライバシーセパレータなどのネットワーク分離を行うことで，セキュリティを高めることができる（図 5.10）。

このような IoT のセキュリティ対策のガイドラインとして，IoT 推進コンソーシアム，総務省，経済産業省の連盟で，IoT セキュリティガイドラインが提供されている。このガイドラインでは，セキュリティ対策指針として，以下の 5 つが挙げられている。

1. IoT の性質を考慮した基本方針を定める
2. IoT のリスクを認識する
3. 守るべきものを守る設計を考える
4. ネットワーク上での対策を考える
5. 安全安心な状態を維持し，情報発信・共有を行う

このガイドラインでは，これらの指針に対して，要点を押さえて，その解説と具体的な対策例が示されているので，IoT デバイスを導入する際や，IoT ネットワークを構築する際に，参考となる。

情報処理推進機構でも，IoT のセキュリティとして，調査報告書，ガイドラインなどの多数の情報が掲載されている。情報処理推進機構のサイトでは，IoT のみならず，組み込みシステム，情報家電，オフィス機器，自動車，医療機器，制御システムに関するセキュリティ情報を広範に扱っており，また，国内の資料だけではなく，欧州や米国の資料も案内されている。

5.2.5　メンテナビリティ・セキュリティ・セーフティを考慮した医療機器の運用管理の課題と今後

医療分野におけるサイバーセキュリティの確保については，「医療機器のサイバーセキュリティの確保に関するガイダンス」「医療機器サイバーセキュリティの原則および実践（IMDRF ガイダンス）」「医療機器のサイバーセキュリティ導入に関する手引書」などに基づいた対応が求められている。これらのガイダンスにおいては，医療機器市販前には医療機器製造業者によって医療機器のライフサイクル全体にわたってサイバーセキュリティを考慮した設計・開発がなされることが求められるとともに，市販後は医療機器製造業者，医療機関，医療者，患者および規制当局などが共同責任を持ってサイバーセキュリティを確保することが求められている。

これらの要求に対し，医療現場の状況を見ると，医療機関においては，組織的な対応が求められる一方で，人材不足・資金不足により十分な対策をとることが難しい。医療機関で使用される多くの医療機器がネットワークを介して情報のやりとりを行うようになってきている一方，個々の機器に関するシステムは製造販売する企業ごとに構築されており，医療機関からすると複数システムの管理が煩雑となっている。臨床の医師や看護師をはじめとした医療者においては，日常の業務の負荷も大きく，セキュリティに対する意識の高まりはあるものの，日々の業務自体も人命にかかわるものであることもあり，セキュリティ対応の優先順位

は必ずしも高くない。医療機器製造業者にとっても医療のための本質的な機能を実現することが最優先であり，セキュリティ対策に対して十分な人員・予算を確保することが難しい。さらには，すでに市販されている医療機器に，製品の品質，有効性および安全性に影響を与える可能性のある新たな機能を追加する場合，製造販売承認事項一部変更申請が必要となることから，あとから装置へセンサを追加するなどの改良は容易ではない。また，現在のサイバーセキュリティの脅威に対して，合理的な手段で保護できない医療機器（レガシー医療機器）の存在もサイバーセキュリティ確保を複雑化させている。医療現場に関する知識が不十分なセキュリティベンダへ業務分担があいまいな状況で業務委託されることによる対応漏れや，個人の情報リテラシーへの過度な依存によるヒューマンエラーに伴う

○ データの活用
• 必要十分な情報へのアクセス権限制御
• 利用者ごとのニーズに合った標準ポータル機能

 医療機器製造企業・メンテナンス企業
 施設管理・経営者
 医療者
 家族

○ データの処理

プラットフォーム（サイバー空間）
• 生体情報・個人情報と機器情報の分離
• 環境内の複数危機情報を活用した異常診断・予測

○ データの取得
• 本来の業務を妨げない認証技術
• メンテナビリティ・セキュリティ・セーフティのバランスのとれたフェイルセーフ設計
• 中小企業医療機器メーカ向けプラットフォームへの機器接続のための共通技術

 手術室・滅菌室
 リハビリ施設
 病室・高齢者施設
 パーソナル

図 5.11 ネットワークにつながる医療機器の総合的な運用管理の構想

インシデントが発生するなど，サイバーセキュリティ対策は喫緊の課題である一方で，対応する医療機関，医療者，医療機器製造業者の負荷は大きく十分な対応には至っていない。

　第1章でも述べたように，セキュリティには機密性や完全性だけではなく，可用性も含まれる。つまり，医療業務を滞りなく，いつでも速やかに行えるような状態を維持することも，セキュリティの役割の1つであることを今一度思い返していただきたい。医療機器，医療システム，そして医療機関全体の可用性を保つうえで，メンテナンスは重要であり，日常的，定期的なメンテナンスによって，セキュリティが確保され，ひいては患者の生命の安全（セーフティ）につながっていく。

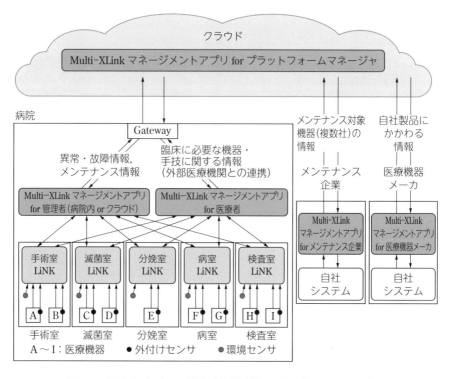

図 5.12　医療のパッケージ化による医療機器の運用管理のコンセプト

このような状況の中で，サイバーセキュリティ・生体医工学分野における教育・研究の実績を持つ東京電機大学では，私立大学研究ブランディング事業としてサイバーセキュリティ技術の医療機器分野への導入に向けた研究が行われた。本事業において，ネットワークにつながる医療機器の統合的な運用管理の"目指す姿"としてメンテナビリティ，セキュリティ，セーフティの同時実現を目指す構想（図5.11）を掲げ，医療機関，医療者，医療機器製造業者の視点に立って，サイバーセキュリティ確保を支援する要素技術研究がなされた。医療機器の運用管理の負荷軽減を目指して，医療のパッケージ化による医療機器の運用管理の枠組み（図5.12）を提案し，データの因果関係を分析するベイジアンネットワークを活用した機器異常切り分け技術，医療者の通常業務を妨げないパッシブ認証技術など，サイバーセキュリティ研究者，生体医工学研究者，臨床経験を持つ研究者が連携して特徴的な成果をあげており，引き続き研究が進められている。これらの研究は発展途上であるものの，医療分野におけるサイバーセキュリティ確保のためには，このような学際的なテクノロジーによる支援が重要であり，分野間横断による活発な研究開発が期待される。

→ 章末問題 ←

問1　情報セキュリティは機密性，完全性，可用性の3つの基本概念で整理できる。可用性を高めるのはどれか。

［第 34 回 臨床工学技士国家試験 午前 問 59］

1. 電子署名の使用
2. 2段階認証の使用
3. ファイルの暗号化
4. ハードウェアの二重化
5. 廃棄メディアの細断処理

問2 正しいのはどれか。

［第 33 回 臨床工学技士国家試験 午後 問 59］

1. データのバックアップは情報漏えいの防止に役立つ。
2. 共通鍵暗号方式では鍵が漏れてもセキュリティ上問題ない。
3. 情報セキュリティにおける完全性とは，情報が正確で改ざんされていないことをいう。
4. オープンソースソフトウェアは，セキュリティ確保のためには使用すべきではない。
5. 院内ネットワークにファイヤウォールが導入されていれば，個人の PC を自由に接続してよい。

問3 外部からの不正アクセスを防ぐ目的で，インターネットと内部のネットワークやシステムの間に置く仕組みはどれか。

1. アンチウイルスソフト
2. スイッチングハブ
3. スパイウェア
4. セキュリティパッチ
5. ファイアウォール

問4 ランサムウェア対策として効果がないのはどれか。

［第 31 回 臨床工学技士国家試験 午前 問 60］

1. ファイルはすべて暗号化して保存する。
2. 不審な添付ファイルのついたメールは削除する。
3. ウイルス対策ソフトの定義ファイルを更新する。
4. OS を更新し脆弱性を解消する。

5. 重要なファイルは定期的にバックアップしておく。

問5　システム障害発生時，病院のシステム担当が最初に行うべきことはどれか。

1. 各部署から情報を収集し，状況把握を行う。
2. システムを所管する責任者に状況を報告し，指示を仰ぐ。
3. システム販売者の営業担当者に連絡する。
4. 復旧見込みを病院内にアナウンスする。
5. マスメディアで公開する報告文書を作成する。

問6　本人確認のための認証技術でないのはどれか。

［2021 年 医療情報技師能力検定試験・情報処理技術系 問 38］

1. 生体認証
2. 電子署名
3. 多要素認証
4. ID とパスワード
5. ワンタイムパスワード

問7　情報セキュリティの要素である「機密性」に関する技術はどれか。

［2019 年 医療情報技師能力検定試験・情報処理技術系 問 32］

1. 負荷分散
2. ユーザー認証
3. デジタル署名
4. システムログ
5. タイムスタンプ

問 8 医療現場の情報セキュリティを担保するうえで，不適切な行動はどれか。

1. 医療機器情報を，USB メモリを使用せずに，病院内のプライベートネットワークを使用して取得した。
2. 医療機器を病棟の無線 LAN（パブリックネットワーク）に接続した。
3. サイバー攻撃に備え，組織内でリスクアセスメントを実施した。
4. セキュリティパッチを更新するため，コンピュータの OS をアップデートした。
5. 病院内のネットワークを，事務系ネットワークと医療系ネットワークに分けた。

問 9 守るべき情報資産にアクセスする際，組織（ネットワーク）の内部と外部を区別せず，すべて信用せずに認証やアクセス制御を適用することでセキュリティリスクに対応するネットワークセキュリティモデルはどれか。

1. IDS
2. IPS
3. TLS
4. WPA2 / WPA3-Enterprise
5. ゼロトラスト

問 10 電子カルテシステムの安全性を高めるために，最小限のネットワーク機能と入出力機能のみを有するシンクライアント端末からのみ接続可能とする方式はどれか。

1. BYOD
2. LAN
3. UTM

4. VDI

5. WAN

参考文献

［1］ IoT 推進コンソーシアム，総務省，経済産業省「IoT セキュリティガイドライン ver 1.0」https://www.soumu.go.jp/main_content/000803167.pdf

［2］「ISO/IEC GUIDE 51:2014」（Safety aspects — Guidelines for their inclusion in standards）.

［3］「JIS T 14971:2020」（医療機器—リスクマネジメントの医療機器への適用）.

［4］「JIS Q 27000:2019」（情報技術—セキュリティ技術—情報セキュリティマネジメントシステム—用語）.

［5］「JIS Q 27001:2014」（情報技術－セキュリティ技術－情報セキュリティマネジメントシステム－要求事項）.

［6］「JIS Q 31000:2019」（リスクマネジメント—指針）.

［7］ JPCERT コーディネーションセンター，https://www.jpcert.or.jp/

［8］ JPCERT/CC and IPA，"Japan Vulnerability NotesVN"，https://jvn.jp/

［9］ MITRE，"CVE"，https://www.cve.org/

［10］ NIST，"Digital Identity Guidelines: SP 800-63-3"，https://pages.nist.gov/800-63-3/（日本語翻訳版，https://openid-foundation-japan.github.io/800-63-3-final/sp800-63-3.ja.html）.

［11］ NIST，"Guidelines for Media Sanitization: SP 800-88 Rev.1"，https://nvlpubs.nist.gov/nistpubs/specialpublications/nist.sp.800-88r1.pdf

［12］ NIST，"National Vulnerability Database"，https://nvd.nist.gov/

［13］ NIST，"Zero Trust Architecture: SP 800-207"，https://csrc.nist.gov/publications/detail/sp/800-207/final

［14］ NIST，"Zero Trust Cybersecurity: 'Never Trust, Always Verify'"，https://www.nist.gov/blogs/taking-measure/zero-trust-cybersecurity-never-trust-always-verify

［15］ Y. Kaikizaki, R. Doine, K. Kuwana, and M. Yoshida，"Implementing passive authentication with enhanced risk-based security"，In Proc. of 2022 16th International Conference on Signal-Image Technology & Internet-Based Systems (SITIS), pp. 78–83. DOI: 10.1109/SITIS57111.2022.00020. IEEE, October 2022.

［16］ 会田和弘『情報セキュリティ入門 第 2 版——情報倫理を学ぶ人のために』共立出版，2021.

［17］ 金子朋子『セーフティ＆セキュリティ入門——AI、IoT 時代のシステム安全』日科技連出版社，2021.

［18］ 齋藤孝道『マスタリング TCP/IP 情報セキュリティ編 第 2 版』オーム社，2022.

［19］佐々木良一ほか『IT リスク学 ──「情報セキュリティ」を超えて』共立出版，2013.

［20］佐々木良一『IT リスクの考え方』岩波新書，2008.

［21］佐々木良一「メンテナビリティ・セーフティ・セキュリティを考慮した IoT システム向け リスク評価手法の開発」『情報処理学会論文誌』Vol.61，No.5，pp.1096-1103，DOI: 10.20729/00204514，2020.

［22］佐々木良一・植野彰規・Jigang Liu「医療用 IoT システムの異常原因をベイジアンネットワークを用いて切り分ける方式の提案」コンピュータセキュリティシンポジウム 2021（CSS2021），pp.176-182，1C3-2，情報処理学会，2021.

［23］情報処理推進機構「IoT のセキュリティ」https://www.ipa.go.jp/security/iot/

［24］情報処理推進機構「オンライン本人認証方式の実態調査」https://www.ipa.go.jp/security/ fy26/reports/ninsho/

［25］情報処理推進機構「企業・組織におけるテレワークのセキュリティ実態調査」https:// www.ipa.go.jp/security/fy2021/reports/scrm/index-telework.html

［26］情報処理推進機構「脆弱性対策」https://www.ipa.go.jp/security/vuln/index.html

［27］情報処理推進機構「日常における情報セキュリティ対策」https://www.ipa.go.jp/security/ measures/everyday.html

［28］総務省「地方公共団体における情報セキュリティポリシーに関するガイドライン」https:// www.soumu.go.jp/main_content/000805453.pdf

［29］総務省「テレワークセキュリティガイドライン」https://www.soumu.go.jp/main_sosiki/ cybersecurity/telework/

［30］総務省「廃棄するパソコンやメディアからの情報漏洩」https://www.soumu.go.jp/main_ sosiki/cybersecurity/kokumin/basic/business_staff_09.html

［31］内閣サイバーセキュリティセンター「インターネットの安全・安心ハンドブック. Ver. 4.20」 https://security-portal.nisc.go.jp/handbook/handbook-all.pdf

［32］内閣サイバーセキュリティーセンター「政府機関等の対策基準策定のためのガイドライン」 https://www.nisc.go.jp/active/general/pdf/guide30.pdf

［33］山田恒夫・辰己丈夫『情報セキュリティ概論』放送大学教育振興会，2022.

［34］結城浩『暗号技術入門 第 3 版』SB クリエイティブ，2015.

章末問題の解答

● 第3章　情報セキュリティ理解のためのコンピュータ・ネットワーク構成

問1 5	問2 1	問3 3	問4 3	問5 2
問6 4	問7 2	問8 4	問9 4	問10 5

● 第4章　情報セキュリティにおける脅威

問1 5	問2 5	問3 2	問4 1	問5 3
問6 4	問7 2	問8 3	問9 1	問10 2

● 第5章　情報セキュリティ

問1 4	問2 3	問3 5	問4 1	問5 1
問6 2	問7 2	問8 2	問9 5	問10 4

章末問題の詳しい解説を，下記ウェブサイトからダウンロードできます。

東京電機大学出版局ウェブサイト　https://www.tdupress.jp/
［トップページ］→［ダウンロード］→
［医療機器運用管理のための情報セキュリティ］

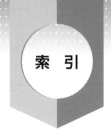

索 引

● 謝　辞 ●

　本書は東京電機大学研究ブランディング事業「リモートメンテナンスを伴う Trustworthy な地域医療用 IoT システムの共通基盤の研究開発」，および 2022 年度学校法人東京電機大学学術振興基金研究援助「研究成果出版費援助」の支援を受けて作成いたしました。

監修者・著者紹介

【監修者】

土肥健純 　東京大学 名誉教授

東京電機大学 名誉教授

東京電機大学 総合研究所医療・福祉機器開発・普及支援センター 客員教授

東都大学 幕張ヒューマンケア学部臨床工学科 客員教授

佐々木良一 　東京電機大学 名誉教授

東京電機大学 総合研究所サイバーセキュリティ研究所 客員教授

肥田泰幸 　東都大学 幕張ヒューマンケア学部臨床工学科 助教

公益社団法人日本臨床工学技士会 常任理事

日本臨床工学技士連盟 理事長

【著　者】（執筆順）

柿崎淑郎 　東海大学 情報通信学部情報通信学科 准教授［第1章〜第5章］

桑名健太 　東京電機大学 工学部先端機械工学科 准教授［第1章，第2章，第5章］

苗村潔 　東京工科大学 医療保健学部臨床工学科 教授［第2章］

福長一義 　杏林大学 保健学部臨床工学科 教授［第2章］

吉田美香子 　東北大学 大学院医学系研究科ウィメンズヘルス・周産期看護学 准教授［第2章］

長江祐吾 　東京大学医学部附属病院 企画経営部／企画情報運営部 助教,臨床工学技士［第2章］

土井根礼音 　東都大学 幕張ヒューマンケア学部臨床工学科 助教［第2章］

【臨床工学テキスト】

医療機器運用管理のための情報セキュリティ

2023 年 3 月 30 日　第 1 版 1 刷発行　　　ISBN 978-4-501-33500-7 C3047

監修者　土肥健純・佐々木良一・肥田泰幸
著　者　柿崎淑郎・桑名健太・苗村潔・福長一義・吉田美香子・
　　　　長江祐吾・土井根礼音
　　　　© Dohi Takeyoshi, Sasaki Ryoichi, Hida Yasuyuki, Kakizaki Yoshio,
　　　　Kuwana Kenta, Naemura Kiyoshi, Fukunaga Kazuyoshi,
　　　　Yoshida Mikako, Nagae Yugo, Doine Renon 2023

発行所　学校法人 東京電機大学　〒120-8551　東京都足立区千住旭町 5 番
　　　　東京電機大学出版局　Tel. 03-5284-5386(営業) 03-5284-5385(編集)
　　　　　　　　　　　　　　Fax. 03-5284-5387 振替口座 00160-5-71715
　　　　　　　　　　　　　　https://www.tdupress.jp/

組版：徳保企画　　印刷：三美印刷(株)　　製本：誠製本(株)
装丁：齋藤由美子
落丁・乱丁本はお取り替えいたします。　　　　　　　　Printed in Japan